ボクはやっと
認知症の
ことがわかった

自らも
認知症になった
専門医が、
日本人に
伝えたい遺言

医師
長谷川和夫
読売新聞編集委員
猪熊律子

KADOKAWA

ボクはやっと認知症のことがわかった

はじめに

みなさんは「長谷川式簡易知能評価スケール」（以下、長谷川式スケール）という言葉をお聞きになったことがありますか？

もの忘れがひどくなり、加齢によるものとはどうも違うようだと思って病院の精神科や脳神経内科、脳神経外科、老年科などを訪れたとき、医者や臨床心理士などから、「今日は何年の何月何日ですか」「100から7を順番に引いてください」などの検査を受けることがあります。認知症かどうかの「診断の物差し」として、日本中で広く使われている認知機能検査が長谷川式スケールで、これを開発した精神科医がボクです。

開発して公表したのが一九七四年。認知症が「呆け」とか「痴呆」などと呼ばれていたころのことです。有吉佐和子さんの『恍惚《こうこつ》の人』（新潮社）という小説が出されたのはその二年前で、当時、まだよく理解されていなかった認知症のことを描いた社会派小説として、日本中に大きな反響を巻き起こしました。当時は「ボケたらおしまい」といわれ、認知症の人は「何もわからなくなった人」として、ひどい偏見にさらされていました。家では座敷牢のようなところに閉じ込められ、精神科や老人専門の病院でも、ベッドに縛りつけられている姿が当たり前のように見受けられました。

そんな時代から認知症の医療や介護にかかわり続けて半世紀。そのボク自身が、認知症になりました。

自分は認知症であると自覚して公表したのは二〇一七年十月、八十八歳のときです。認知症は、言語や知覚に関する脳の機能低下が成人になってから起こり、日常的に生活に支障をきたしている状態をいいます。最大の危険因子は加齢ですから、世界のなかでも長寿を誇り、「人生百年時代」といわれる日本では、もはや誰もが認知症になる可能性があるといえます。

ちなみに厚生労働省によると、「団塊の世代」が全員七十五歳以上となる二〇二五年には約七〇〇万人、高齢者のじつに五人に一人が認知症になると推計されています。認知症になるのは決して特別なことではないし、晩年までピカピカでいられる人もいるかもしれませんが、そのような人も時間の問題ともいえます。認知症は誰もが向き合うものですよ、むやみに怖がる必要はありませんよ、ということを伝えたくて、思い切って公表しました。

あれから二年が過ぎて、かなり症状が進んできているとの自覚はあります。ただ、人間は、生まれたときからずっと連続して生きているわけですから、認知症になったからといって、周囲が思うほど自分自身は変わっていないと思う部分もあります。そもそも認知症になったからといって、突然、人が変わるわけではありません。昨日まで生きてきた続きの自分がそこにいます。

実際に自分が認知症になってみて実感したことは、認知症は、いったんなったら固定したもののように思われがちですが、そうではないということです。たとえばボクの場合、朝起きたときは調子がよいのだけれど、だんだん疲れてきて、夕方になると混乱がひどくなる。でも、一晩眠るとすっきりして、またフレッシュな新しい自分が甦《よみがえ》ります。つまり、そのときどきの身体や心の具合によって、認知症はよくも悪くもなる。だから、「一度なってしまったらおしまい」とか、「何もわからない人になった」などと思わないでほしい、特別扱いしないでいただきたいと思います。

また、認知症は恐ろしい病気だと思われがちですが、その本質は「暮らしの障害」です。それまで当たり前のようにできていた「普通の暮らし」ができなくなっていくのが特徴です。これは不便だし、困ります。家族も困惑します。でも、周囲の接し方次第で、この障害の程度はずいぶん軽減できます。そうしたこともぜひ、知っていただきたいと思います。

この本は、これまで何百人、何千人もの患者さんを診てきた専門医であるボクが、また、「痴呆」から「認知症」への呼称変更に関する国の検討委員も務めたボクが、実際に認知症になって、いま、何を思い、どう感じているか、当事者となってわかったことをお伝えしたいと思ってつくりました。あわせて、人生の大半を認知症と向き合って生きてきたボク自身の生き方や、そこから浮かび上がる日本の認知症の歴史についても書き残すことができたら、と思っています。

ボクは何だか、自分が認知症になってから、症状が進行している自分をもう一人の自分が見ているような気がするのです。こんなふうにいうと「おかしい」と思われるかもしれませんが、ほんとうです。「そこがほかの当事者と違うところ」「専門医ならでは」といってくださる方もいます。そんなボクが思っていること、生きていくうえで大切だと考えていることを語ってみたい、聴いていただきたい。

ボクは二〇二〇年二月で九十一歳になります。だんだん神様のところへ向かう日が近づいているのを感じます。これまでずっと仕事中心の生活をしてきましたが、幸い、家族や地域の温かい絆に囲まれて、いまは、たまに映画を観たり、教会に行ったり、お気に入りの喫茶店や理容室に出かけたりする生活を続けています。ときに転んで顔を打って青あざをつくったり、テレビショッピングで要らない商品を注文して家族を慌てさせたりということもありますが、できるだけ普段どおりの生活を楽しむようにしています。認知症といってもいろいろです。そこもわかってほしいと思います。

ボクの話はあちこちに飛ぶほか、自分では気がつかないけれど、時折、かなりおかしなことをいっていることもあるようです。そのために、伝えたいことがきちんと伝わらないといけないので、本書の制作にあたっては、読売新聞社の猪熊律子編集委員と協力し、一緒につくることにしました。猪熊さんは、ボクが認知症であることを二〇一七年十一月にいち早く報じた記者です。

先ほど申し上げたように、人生におけるボクの残り時間もわずかになってきました。認知症になった自分が、認知症の人や家族が暮らしやすく、生きやすい日本になるために、いささかなりともお役に立てるなら本望です。この本が、認知症のご本人やご家族、また、この分野に関心のあるすべての方々にとって、少しでもお役に立つなら、これ以上の喜びはありません。

長谷川　和夫

目次

第3章

認知症になってわかったこと

第4章

「長谷川式スケール」開発秘話

第5章 認知症の歴史

第6章

社会は、医療は何ができるか

第7章

日本人に伝えたい遺言

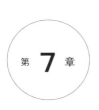

第1章

認知症になったボク

「確かさ」が揺らぐ

どうもおかしい。前に行ったことがある場所だから当然たどり着けるはずなのに、行き着かない。今日が何月何日で、どんな予定があったのかがわからない。どうやら自分は認知症になったのではないかと思いはじめたのは、二〇一六年ごろだったと思います。

自分の体験の「確かさ」が、はっきりしなくなってきたのです。自分がやったことと、やらなかったことに対して確信がもてない。たとえば、自宅を出てどこかへ出かけるとき、鍵をかけたかどうか不安になっても、たしかに鍵をかけたと思えば、そのまま出かけるのが普通です。あるいは不安なら、一度戻って鍵がかかっているのを確認して、それ以上は心配せずに出かけます。それが正常なときの反応。でも、確かさが揺らいでくると、家に戻って確認したにもかかわらず、それがまたあやふやになって、いつまでたっても確信がもてないのです。

今日が何月何日で何曜日かもわからなくなります。だから、キッチンにあるひと月ごとの大きなカレンダーの横に、日めくりの小さなカレンダーを掛け、毎朝めくるようにしました。でも、ついさっき確認したはずなのに、すぐに日付を忘れてしまう。家内に尋ねると、「またそんなことといって」といわれます。そんなときに見るのがテーブルの上の新聞。朝刊、夕刊とも、一面に日付が出ているから確認しやすいのです。

「確かさ」が揺らぎ、約束を忘れてしまうといったことが増えてきて、自分の長い診療経験から、「これは年相応のもの忘れではなく、認知症にちがいない」と思うに至りました。

二〇一五年十月の日記には、以下のようなくだりがある。

〈講演。テーマは「みんなで考える認知症ケア」。約1時間ほど話した。ところが、自分が何を話すべきか、ときどき分からなくなった。3回位おこる。何とかゴマかし、ゴマかして終わった。（中略）やれやれだ〉

自ら公表

二〇一七年十月、神奈川県川崎市内で認知症に関する小さな講演会がありました。ボクは専門医として呼ばれていて、認知症ケアのアドバイスをすることになっていました。

ご家族向けに、ケアをするうえでのポイントや、これまで診てきた患者さんとの思い出話などをするうちに、次の言葉が出たのです。

「みなさんの前でこういうと（主催者が）困るかもしれないけれど、じつは（ボクは）認知症なんですよ」

自然に出てきた言葉でした。自分が認知症と自覚してからは、誰もがなる可能性があり、認知症になっても「人」であるのに変わりはないこと、この長寿時代には誰もが向き合って生きていくものだということ、そして、認知症になっても普通の生活を送ることが大事だということを伝えたいという気持ちが、心の底にありました。だから講演会で話すうち、「ボクもこのとおり、普段どおりの生活を送っていますよ」ということを、その場のみなさんにお伝えしたいと思ったのです。みなさん、とても真剣に、そして温かく受け止めてくれました。

当時、ボクは八十八歳。日本では、ボクのように長生きする人が増えています。


厚生労働省によると、二〇一八年の日本人の平均寿命は、男性が八十一・二五歳、女性が八十七・三二歳で、ともに過去最高を更新した。平均寿命は、その年に生まれた〇歳児が平均で何歳まで生きるかを予測した数値を指す。平成の三十年間を見ると、男女とも五歳あまり、寿命が延びたことになる。平均寿命は今後もまだ延びると予測されており、日本の将来推計人口（平成二十九年推計）によると、二〇二五年には男性の平均寿命は八十一・八九歳、女性は八十八・二一歳。とりわけ女性は長生きで、二〇四五年には、女性の平均寿命は九十歳を超える（九十・〇三歳）と推計されている。

寿命の延びにより、長寿者も増えている。百歳以上の高齢者数は二〇一九年九月十五日時点で七万一二七四人（うち、女性は六万二八一〇人）と、四十九年連続で過去最多を更新し、初めて七万人を突破した。老人福祉法が制定され、国による表彰が始まった一九六三年には全国でわずか一五三人だったことを思うと、隔世の感がある。国の推計では今後も増え続け、ピーク時には七一万七〇〇〇人（二〇七四年）になると推計されている。

長寿化により、「人生百年時代」という言葉も広く使われるようになってきた。そもそもは、世界で急激に進む長寿化を踏まえ、これまでとは異なる人生設計が必要だと説いた英ロンドン・ビジネススクールのリンダ・グラットン、アンドリュー・スコット両教授が提唱した概念だ。「学んで、働いて、余生を過ごす」という三ステップが一般的であった人生設計が、百歳まで生きることが当たり前となる社会では、年齢による区切りがなくなり、働いてから学び直すなど、人生の選択肢が多様化・複線化するとしている。彼らの著書“THE 100-YEAR LIFE――Living and Working in an Age of Longevity”(Bloomsbury Information Ltd、二〇一六年刊）は、世界中で広く読まれた（日本では『LIFE《ライフ》 SHIFT《シフト》 １００年時代の人生戦略』（東洋経済新報社）という邦題で刊行された）。

日本では、ほぼ同時期に小泉進次郎氏を中心とする自民党若手議員が「人生百年時代」を見据えた政策を提言したほか、政府が二〇一七年に設置した会議の名前（「人生百年時代構想会議」）にも使われたことなどから、一般に広く浸透した。
なお、リンダ・グラットン、アンドリュー・スコット両教授が書いた本のなかでは、日本で二〇〇七年に生まれた子供は、その半数が百七歳まで生きうるとされている。

八十代、九十代と年齢を重ねるとともに認知症になる人が増え、百歳を過ぎるとほとんどの人が認知症になるといってよいと思います。だから、ボクが認知症になったのも、それほど不自然なことではないと思うのです。
もちろん、まったくそうならずに晩年までピカピカの人もいます。でも、それはほんの一握り。その人たちも、さらに年齢を重ねれば時間の問題といってよいと思うから、認知症は、決して人ごとではないのです。

厚生労働省の研究班の調査では、認知症高齢者は二〇一二年段階で約四六二万人（六十五歳以上の人口に対する有病率は約一五％）。これは、六十五歳以上の高齢者の約七人に一人にあたる。高齢化、長寿化とともにこの数は増え、「団塊の世代」が全員七十五歳

認知症高齢者の将来推計

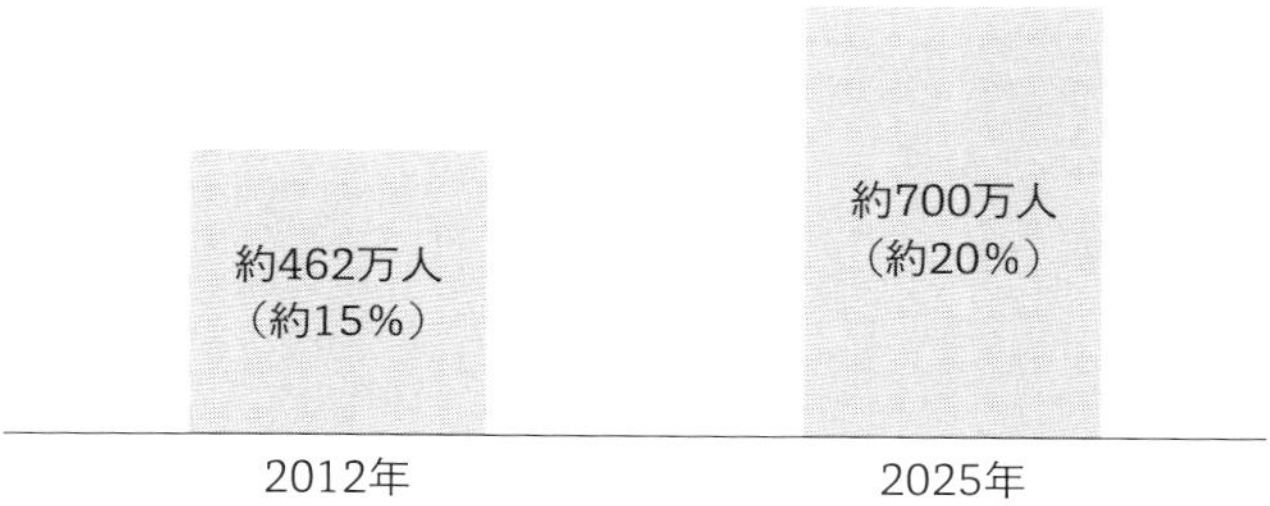

※カッコ内は65歳以上人口対比
出所：厚生労働省資料（「日本における認知症の高齢者人口の将来推計に関する研究」〔平成26年度厚生労働科学研究費補助金特別研究事業　九州大学　二宮利治教授〕による速報値）

以上となる二〇二五年には、認知症高齢者の数は約七〇〇万人（同二〇％）、高齢者のじつに五人に一人がなると推計されている。

ショックだったか

「認知症になってショックでしたか」とよく聞かれます。これに関連して、ボクが以前に体験したお話をしたいと思います。

ボクは大学の学長や理事長職なども務めましたが、やはり臨床が好きで、臨床の場から長く離れているのは寂しいという思いが、いつも胸のなかにありました。認知症ケアの理念である「パーソン・センタード・ケア（その人中心のケア）」――この理念については第３章や第６章であらためてじっくり説明したいと思いますが――をもっと診療に生かしたいとの思いもありました。

そこで大学での理事長職などの仕事を終えたあと、二〇〇六年ごろから、同じく精神科医をしている息子の川崎市内にある診療所で、月に数回、八年間ほど診療をしていたことがあります。そのときの話です。

ある日、認知症と診断されたという高齢の男性が、「セカンドオピニオン（別の医師の意見）として、先生の意見を聞きたい」とやってきました。ご本人とご家族によると、最近、急に症状が悪化したとのことで、雪の日に寝間着のまま外に飛び出して歩き回り、家に帰れなくなったところを近所の人が見つけて知らせてくれたこともあったそうです。まず、「お座りください」といって椅子を勧めると、その方は腰掛けるところがない椅子の裏側に回って腰をおろそうとされました。

「先生、聞きたいことがあるけど、質問していいですか」とおっしゃいます。

「もちろんです。どうぞ」というと、「どうして私がアルツハイマーになったんでしょうか。ほかの人じゃなくて」と聞くのです。アルツハイマー型認知症はアミロイドβ《ベータ》というたんぱく質が脳に蓄積して、といった類の話ではなく、「ほかの誰かじゃなくて、なぜ自分がならなくちゃいけなかったのですか」というストレートな質問です。その方の表情はとても真剣で、何というか、全身から悲しみが滲《にじ》み出ているような感じでした。

みなさんだったら、何と答えますか。

ボクは答えられなかったな。

認知症の方が真剣勝負で向かってこられたとき、その場しのぎの答えや生半可な慰めは通用しません。そんなときは、その方にきちんと向き合って、苦悩や悲しみに寄り添うしかないと、それまでの臨床経験から感じていました。あるいは「人間の本質は変わりませんよ」というべきかとも思いましたが、そうしたことを話すよりも、ボクも一緒に悩みますよ、と伝えたいと思いました。

だからそのとき、ボクにできたことといえば、その方の手の上に自分の手を重ねて、

「そうですねえ」といって握り続けることくらいでした。

その男性は、会社で重要な職に就いていた方でした。おそらく、その方からすれば、「どうして私が？　何も悪いことをしていないのに」「社会でそれなりの仕事をしてきた私が、この期《ご》に及んでなぜ？」という気持ちが強かったのだろうと思います。当時はいまよりも認知症への理解が進んでいませんでしたから、そうとうショックだったのでしょう。

翻ってボクはどうだったかって？

ボク自身でいえば、認知症になったのはしようがない。年をとったんだから。長生きすれば誰でもなるのだから、それは当たり前のこと。ショックじゃなかったといえば嘘になるけれど、なったものは仕方がない。これが正直な感想でした。

こう感じる気持ちの背景には、キリスト教の信仰もあるのかもしれません。ボクはキリスト教の信者で、若いころに洗礼を受けています。神様が信仰を与えてくださり、守ってくださっているという感覚があるから、割り切って、ありのままを受け入れるという感じになったのかもしれません。
もちろん、もどかしくなる気持ちはたくさんあります。だって、今日が何月何日で、何曜日かもわからなくなるのですから。
認知症でいちばん多いアルツハイマー型認知症の場合、一般的に、まず時間の見当がつかなくなり、次に場所の見当がつかなくなり、最後に人の顔がわからなくなるといわれます。

認知症の代表的なものには、アルツハイマー型認知症、脳血管性認知症、レビー小体型認知症、前頭側頭型認知症などがある。

この世に生きているうちは何とか症状が進むのを先延ばしにして、できれば、人の顔がわからなくなるのはあの世に行ってからにしたい。家族の顔もわからなくなるのは、あまりにつらいから。ただ、そうなると今度は、あまり長生きはできないということにもなります。

そういえば昔、聖マリアンナ医科大学（以下、聖マリアンナ医大）に勤めていたときに先輩から、「あなた自身が同じ病気にならないかぎり、あなたの研究は本物じゃない、認めない」といわれたことがありました。その先輩に向かって、いまなら「ボクも本物になりました」といえますね。

公表した理由

「認知症になったことを隠したがる人も多いのに、なぜ公表したのですか」という質問もよく受けます。

それはやはり、認知症についての正確な知識をみなさんにもっていただきたかったから。認知症の人は、悲しく、苦しく、もどかしい思いを抱えて毎日を生きているわけですから、認知症の人への接し方をみなさんに知っておいてほしかったのです。付け加えていえば、認知症を理解して支える存在や、その仕組みが絶対に必要だと思ったからです。

「大丈夫ですよ、私たちがそばにいますから安心してください」。そんなメッセージをその人に届けてくれる存在や仕組みがあったら、認知症の人はどんなに安心するでしょう。また、認知症の人をたんに見守るだけでなく、寄り添い、ともに歩んでいきましょうという取り組みがあったら、どんなに勇気づけられるでしょう。実際、そんな先駆的な取り組みをする自治体も出てきていると聞きます。

認知症というと医療や介護のイメージが強いが、住まいや、交通などの移動手段、仕事や生きがいづくり、詐欺など消費者被害の防止、金銭管理や財産保護、人権擁護など、かかわる分野は多岐にわたる。認知症の人が安心して暮らせる取り組みとして、「認知症の人に優しい地域づくり（街づくり）」という言葉が近年、よく聞かれるようになってきた。

自治体のなかには、認知症に関する条例を設置（和歌山県御坊《ごぼう》市など）、認知症の人が事故に遭った場合の救済制度を創設（神戸市など）、認知症の人を地域で見守る意識を地域住民とともに醸成（福岡県大牟田市など）するなど、民間とも連携しながら独自の取り組みを進めるところが出てきている。認知症の人に優しい地域づくりを展開する際の官民連携のあり方を考察したものとして、「認知症施策における官民連携の好事例に関する調査研究事業報告書」（平成30年度老人保健事業推進費等補助金老人保健健康増進等事業）などがある。

ボクが認知症だと公表した理由をさらに突き詰めれば、「自分自身がよりよく生きていくため」といってよいだろうと思います。自分が生きているあいだに、人さまや社会のために、少しでも役に立つことをしたい。役に立てるかどうかはわからないけれど、認知症のありのままを伝えたい。それが、自分が生きていく道だと思ったのです。

また、それが、自分が生きていく道であると同時に、自分が死んでいく道でもあると感じたのです。

これからどうなっていくのか、自分でもわかりません。症状がどんどんひどくなって、記憶もなくなってしまうかもしれません。とても不自由だし、やりたいことができないもどかしさや、やりきれなさ、怒り、切なさもあります。そういうことを考えると、まだ若い、働き盛りのときに認知症になられた方は、お子さんや家計の心配もあるだろうし、もっとつらいだろうと想像します。

でも、思いのほか進行が遅くて、うまくすれば、あの世に行ってからひどくなるというように、症状を先送りできるかもしれません。それはわからない。わからないならわからないなりに、とにかくいま、できることを精いっぱいやろうと思ったのです。きちんと薬を飲んで、自分の思いを人さまに伝えて。

ボクは若いころから、精神的に落ち込んで、悲観的になることが時折ありました。そんなボクにとって、認知症になり、「何もかもわからなくなる」ことへの恐怖心はそうとう強いものがあります。でも、そこにいつまでもとどまっているのは、身体にも心にもよくありません。自分を叱咤激励して、くよくよしているよりは、いまできることをやろうと決めた。だからこそ、認知症であることを公表し、語ることを始めたのです。

晩節期の認知症

じつは最初、自分では、アルツハイマー型認知症ではないかと疑っていました。ところが専門病院で詳しい検査を受けたところ、別のタイプの認知症だといわれました。「嗜銀顆粒性認知症《しぎんかりゅうせいにんちしょう》」といいます。耳慣れない言葉ですが、八十代など高齢期になってから現れやすい、進行が緩やかなタイプです。もの忘れがあるほか、怒りっぽくなるといわれています。

嗜銀顆粒性認知症は、脳の記憶をつかさどっている部分などに嗜銀顆粒という異常なたんぱく質がたまることから、その名がついた。記憶障害以外の認知機能の低下はあまり目立たず、怒りっぽくなる、頑固になるほか、不安や焦燥、抑うつなどの症状が見られる。確定診断には病理学的検査が必要であり、臨床診断は難しいとされる。

ボクは八十歳を過ぎてからなる認知症を「晩節期の認知症」と呼んでいます。これからは、この晩節期の認知症になる人がどんどん増えます。だから絶対に人ごとではない。わがことだと思って認知症のことを知っておくのが大切だと思います。

最初の診断から一年たったころ、また検査をしてみようということになり、再び専門病院を訪れました。問診をして、ＭＲＩ（磁気共鳴画像装置）などの画像検査を受けて、心理士による神経心理検査を受けて……。

結果は、記憶をつかさどる脳の海馬《かいば》の萎縮はほとんど進んでおらず、神経心理検査の結果もかなりよくて、進行が非常に緩やかだというものでした。ボクの場合、認知症と公表してから取材で人と会ったり、あちこちに呼ばれて話をしたりする機会が増えたことが、かえってよかったようです。それまで仕事一筋できた人間が、この年になってから、新しい人や地域と出会うようになりました。それが、心や身体のリハビリや、刺激になったようです。

ただし、そうはいっても、理解力や判断力が弱ってきているとはっきり診断されました。それらを補うための周囲のサポートが必要とのことでした。

わが家は、家内と二人暮らしです。家内は非常によくしてくれます。というか、ボクの生殺与奪権を完全に握っています。ボクより年下ですが、頼りになる、真面目で明るい人です。ボクがいまあるのは彼女のおかげだと痛感しています。あと、ボクには子供が三人います。それぞれ、よくサポートしてくれる。そういう助けがあって、何とか、普通に近い暮らしができているのが実情です。

反省したこと

認知症の診断に関して、もう一言、申し上げておきます。

ボクは長年の経験から、自分はアルツハイマー型認知症だと思っていましたが、第三者の診断で、そうではないといわれました。そこで、少し安心したのです。診断直後に受けた取材や講演で、アルツハイマー型認知症でなくてよかったといってしまったこともあります。あとで家族から、そんなことをいっていたよと指摘され、あれっ、そんなことをいったかなと思うと同時に、とても反省しました。アルツハイマー型認知症の患者さんやご家族を傷つけるのは本意ではないし、それはボクが一生の仕事としてやってきたことと正反対ですから。もしも、何かの折にその言葉を知って傷ついた方がいたら、たいへん申し訳ないことをしたと思います。

アルツハイマー型認知症でなくてよかったというのは、アルツハイマーがどうこうというよりも、進行が遅いといわれるタイプの認知症とわかって正直ほっとした、安心したというつもりでした。言葉が足りずに、以前であれば難なくこなせていた配慮や気配りができなくなってきているのを感じます。その場では、自分ではわからない。でも、何かの拍子やきっかけで、あとで気がついて反省するのです。

いずれにしても、ボクが認知症であることに変わりはありません。そして、少なくともボクには、認知症であることを恥ずかしがったり、隠そうとしたりする感覚はありません。もちろん、自分が認知症であることを周囲にいう、いわないはそれぞれの自由です。さまざまな意見があると思います。でも、ボク自身は、「ボク、認知症」と人さまにもいって、認知症とわかってもらったうえで付き合っていくのがよいと思っています。自分自身も、認知症ときちんと向き合って。

少なくとも、認知症であることをさげすんだり、恥ずかしいと思わせてしまったりする社会であってほしくはありません。

第2章

認知症とは何か

※本章は、長谷川さんの現時点での言葉に加え、長谷川さんが専門医として現役時代に執筆した認知症の本の記述なども加味して書かれています。

認知症の定義

ここで、認知症とは何かについて、お話ししておきたいと思います。

認知症は脳の病気だとか、何もわからなくなってしまうことだとか、いろいろいわれます。認知症は一般的に、次のような状態を指すといわれています。

「成年期以降に、記憶や言語、知覚、思考などに関する脳の機能の低下が起こり、日常生活に支障をきたすようになった状態」

つまり、認知機能に障害を負って生まれてきたという生まれつきでも、正常な老化の一部でもないということです。いったん正常に発達した脳の神経細胞が、外傷や感染症、血管障害などさまざまな病気や原因によって損なわれ、障害を受けたときに起こるものです。

もう少し詳しくいうと、認知症の特徴としては、次のような点が挙げられます。

まず、脳の器質的な障害があり、認知機能が低下していること。ここでいう「器質的な障害」とは、脳の神経細胞と、神経細胞同士のつながりが働かなくなってしまうことを指します。

脳の神経系を構成している神経細胞は、複雑で精巧なネットワークをつくって、言語をはじめ、さまざまな情報を伝達しています。このネットワークのあり方が、その人の知性や個性などを決めるといってもよいと思います。それが阻害されると、認知機能は低下します。

意識障害がないことも、特徴として挙げられます。つまり、話しかけても返事がなかったり、意識が混濁していたりするような場合とは区別されるということです。「譫妄《せんもう》」と呼ばれる軽い意識障害があると、もの忘れなど認知症と似た症状を起こすことがあります。

また、脱水症や感染症、薬の過剰投与などによっても、意識障害は起こりやすいので注意が必要です。

認知機能の障害とともに、日常生活に支障が生じているということも重要な特徴として挙げられます。日常生活に支障のある期間は一時的でなく、継続しています。

さらに、脳の器質的な障害によって、それが引き金となり、感情や行動の面などでさまざまな変化が見られるという特徴もあります。たとえば、ご飯を食べたのに、器質的な障害である記憶障害によってそれを覚えていることができず、「ご飯を食べさせろ」と騒いだり、怒って暴力を振るったりするのは、器質的な障害に伴って起こる変化といえます。付随して起こる怒りや暴力、暴言、疑いなどの感情や行動は「BPSD(Behavioral and Psychological Symptoms of Dementia、認知症の行動・心理症状)」と呼ばれます。

認知症の代表的な定義として、WHO(世界保健機関)が出している国際疾病《しっぺい》分類第10版(ICD-10)がある。そこでは、「通常、慢性あるいは進行性の脳疾患によって生じ、記憶、思考、見当識、理解、計算、学習、言語、判断等多数の高次脳機能の障害からなる症候群」と定義されている。

日本では、介護保険法で以下のように定義されており、行政関係ではこの定義を使うことが多い。

「脳血管疾患、アルツハイマー病その他の要因に基づく脳の器質的な変化により日常生活に支障が生じる程度にまで記憶機能及びその他の認知機能が低下した状態をいう」

（第五条の二）

暮らしの障害

定義は、いま述べたとおりですが、この分野に長くかかわってきたボクから見れば、認知症の本質は「いままでの暮らしができなくなること」だといえます。

暮らしとは、朝起きて、顔を洗って、ご飯を食べて、出かける準備をして、後片づけをして、掃除や洗濯をして……といったことです。それまで当たり前にできていたことがうまく行なえなくなる。だから、認知症の本質は「暮らしの障害」「生活障害」なのです。

年をとるのは自然の経過だから、「ああ、自分も認知症になったんだな」と受け入れて、上手に付き合いながら生きていく。その際、「じつは、自分は認知症なんですよ」といえる社会であることが大事です。なぜなら暮らしとは、周囲の人とのかかわりによっておおいに変わってくるものだからです。

生活をともにするときの知識や技術を周囲の人が知っておいてくれたら、認知症の人にとっての生きやすさは、かなり違ってきます。

最も重要なのは、周囲が、認知症の人をそのままの状態で受け入れてくれることです。「認知症です」といわれたら、「そうですか。でも、大丈夫ですよ。こちらでもちゃんと考えますから、心配ありませんよ」といって、いろいろな工夫をしてあげることです。

どういう工夫をするか。その人との接し方を、それまでと同じようにすることです。それまでと同じというのは、自分と同じ「人」であるということを、第一に考えるということです。

周囲の人がいろいろ手助けしてくれても、その人本位でなければ意味がありません。工夫している人の自分勝手な都合を押しつけるのではなくて、その人の立場に立って、さりげなく支援の手を差し伸べてあげる――。

人は、自分が次に何をするべきかがわからなければ、不安になります。自分がその人の立場ならどうだろうかと考えて、次にすることをきちんと説明してあげる。これが重要です。周囲の人がそういう接し方をしてくれると、認知症の人はとても安心します。目線を同じにして、認知症の人の身になって考えてくれる人が多くなるとよいと思っています。

アルツハイマー博士が発見

認知症というと、アルツハイマー型認知症を思い浮かべる人が、いまではいちばん多いと思います。ボクが認知症だと自覚してまず疑ったのも、アルツハイマー型認知症でした。

アルツハイマー型認知症は、アロイス・アルツハイマー（一八六四〜一九一五年）

という名のドイツの精神科医が最初に症例を報告したため、その名前をとって呼ばれています。世界で最初に確認された患者は、ドイツに住む、アウグステ・データーという名前の女性でした。彼女には、嫉妬や妄想などの激しい症状がありました。夫が浮気をしていると思い込み、夫と近所の女性に暴力を振るったほか、誰かが自分に危害を加えようとしていると言い張ったり、周囲の人が自分のことを噂していると思ったりするようになりました。一九〇〇年代初め、五十代のときにドイツ・フランクフルトの病院に入院し、五年ほどたったころに、肺炎を起こして亡くなったと伝えられています。

アルツハイマー博士がアウグステ・データーの脳を解剖して病理学的な検査をしたところ、特徴的な変化として、著しい脳の萎縮や脳の神経細胞の脱落、老人斑と呼ばれるシミ状の斑点、神経細胞体のなかに繊維のもつれが見つかりました。この症例報告は詳細をきわめ、のちにその功績を称《たた》えるかたちでアルツハイマー型認知症と名づけられ、広く知られるようになったのです。

アルツハイマー型認知症では、脳の神経細胞の外側にアミロイドβというたんぱく質が沈着した、老人斑というシミのような異常構造が多く見られます。老人斑ができたあとで、神経細胞のなかに異常な線維が蓄積する神経原線維変化と呼ばれる病理変化が見られ、神経細胞が死んでいきます。アミロイドβの蓄積が始まってから、十～十五年以上かけて、認知症はゆっくり進行するといわれます。ただし、アミロイドβが蓄積しても、認知症が発症しないこともあります。

アルツハイマー型認知症になると、もの忘れなどの記憶障害や、時間や場所などがわからなくなる見当識障害など、さまざまな認知障害が起こり、生活に支障をきたします。時間をかけて徐々に進行し、重度になると自分でものを食べることや着替え、意思疎通などができなくなります。自分で座ることも不可能になり、寝たきりになり、最終的には意識が低下し、昏睡状態となって死を迎えます。

ただし、進行には個人差があるので注意が必要です。重度になっても、簡単な会話ができるというケースもあります。人によっては、暴力を振るったり、一人で外に出

認知症の種類（主なもの）

《前頭側頭型認知症》

・脳の前頭葉や側頭葉で、神経細胞が減少して脳が萎縮

［症状］
感情の抑制が利かなくなる、社会のルールを守れなくなるといったことが起こりやすい

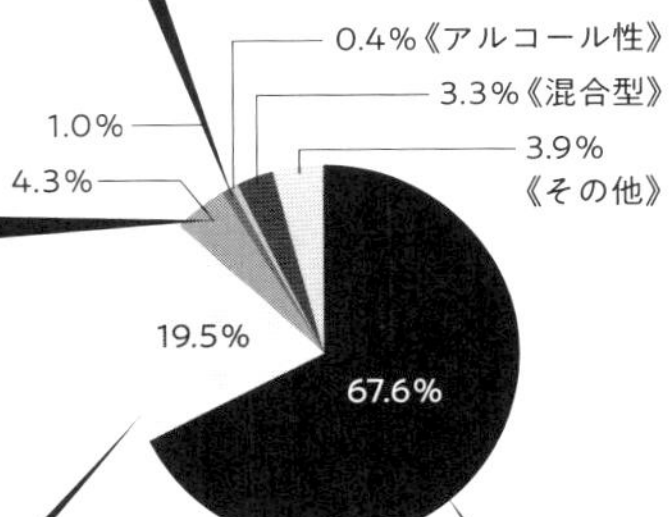

《レビー小体型認知症》

・脳内にたまったレビー小体という特殊なたんぱく質により脳の神経細胞が破壊されて起こる

［症状］
現実にはないものが見える幻視や、手足が震える、筋肉が硬くなるといった症状が現れやすい。歩幅が小刻みになり、転びやすくなる

《脳血管性認知症》

・脳梗塞や脳出血によって脳細胞に十分な血液が送られずに、脳細胞が死んでしまう。高血圧や糖尿病などの生活習慣病が主な原因

［症状］
脳血管障害が起こるたびに段階的に進行。障害を受けた部位によって症状が異なる

《アルツハイマー型認知症》

・脳内にたまった異常なたんぱく質により神経細胞が破壊され、脳に萎縮が起こる

［症状］
昔のことはよく覚えているが、最近のことは忘れてしまう。軽度のもの忘れから徐々に進行し、やがて時間や場所の感覚がなくなる

出所：厚生労働省資料（データは、「都市部における認知症有病率と認知症の生活機能障害への対応」〔平成25年5月報告〕及び『「認知症高齢者の日常生活自立度」Ⅱ以上の高齢者数について』〔平成24年8月公表〕を引用）をもとに作成

かけてしまったりという症状が見られることもあります。いまでは認知症の約六割は、アルツハイマー型認知症といわれています。

多かったのは脳血管性

しかし以前、日本でいちばん多かったとされていたのは脳血管性の認知症でした。

脳血管性認知症とは、脳梗塞や脳出血など、脳の血管性の障害によって起こる認知症です。脳梗塞は脳の血管が詰まって一部に血液が流れなくなり、その部分の脳が働かなくなってしまう病気です。脳出血は脳の血管が破れて出血し、その部分の脳細胞が圧迫されて起こります。脳の血管が詰まったり出血したりすると、脳の細胞に酸素や栄養が送られなくなるため、細胞が壊れてしまい、本来、細胞が担っていた機能を失うことによって、認知症が起こるのです。

血管の病気を引き起こす主な原因は動脈硬化です。動脈硬化の危険因子として、高血圧、糖尿病、心疾患、脂質異常症、喫煙などがあります。日本では塩辛い食事が多かったため、脳血管性認知症が多かったのですが、生活習慣病予防がいわれるようになり、脳血管性認知症の予防にも役立ちました。

症状としては、記憶障害のほか、歩行障害などが見られることが多くあります。排尿障害などが一緒に起こることもあります。「感情失禁」といって、感情をコントロールできず、ちょっとしたことで泣いたり、怒ったりすることもあります。症状の現れ方が特徴的で、突然、症状が現れたり、落ち着いてきたと思ったら、急に悪化したりということがしばしば見られます。女性より男性のほうが多く発症しているといわれます。

幻視の認知症

みなさんのなかには、「レビー小体型認知症」という名前を見聞きした方があるかもしれません。レビー小体とは、神経細胞にできる特殊なたんぱく質のことで、このたんぱく質が脳の大脳皮質や脳幹にたくさん集まり、神経細胞が壊れてしまうため、認知症の症状が起こるとされています。大脳皮質とは、何かを考えるとき、中枢的な役割を担っている場所です。脳幹は、呼吸や血液の循環など、人が生きるうえで欠かせない役割を担っている場所です。

レビー小体はパーキンソン病でも見られるため、レビー小体型認知症の人はパーキンソン病の患者さんと似た症状が見られます。手足が震える、動作が遅くなる、筋肉がこわばる、身体のバランスがとりにくくなる、などです。そのために転倒しやすくなります。

この認知症の特色として一番に挙げられるのが「幻視」です。初期の段階では記憶障害よりも幻視の症状が見られる場合も多いため、認知症と思わない方も多いようです。認知症というと、もの忘れという印象が強いからでしょう。しかし、認知症の症状は一様ではないのです。

この認知症の患者さんは、はっきりとした幻視を訴えます。家のなかに虫がいるとか、知らない人がいるとか。周囲には見えなくてもご本人には見えているのですから、いきなり否定したり、ばかにしたりせずに、ご本人のいっていることをきちんと受け止めることが大切です。

ちなみに、レビー小体型認知症の存在を明らかにしたのは、日本の精神科医です。小阪憲司先生といいます。一九七六年に、認知症の患者さんの大脳皮質からレビー小体を発見したことで、レビー小体型認知症は世界中に知られるようになりました。

社会性の低下

さらに、代表的な認知症の種類として「前頭側頭型認知症」も挙げられます。

前頭側頭型認知症は、脳の前頭葉と側頭葉が萎縮し、血流が低下することによってさまざまな症状が引き起こされる認知症です。前頭葉は思考や感情の表現、判断をコントロールするとされ、人格や理性的な行動、社会性に大きく関係します。側頭葉は、言葉の理解、聴覚、味覚のほか、記憶や感情をつかさどっています。どちらも脳のた

認知機能のモデル

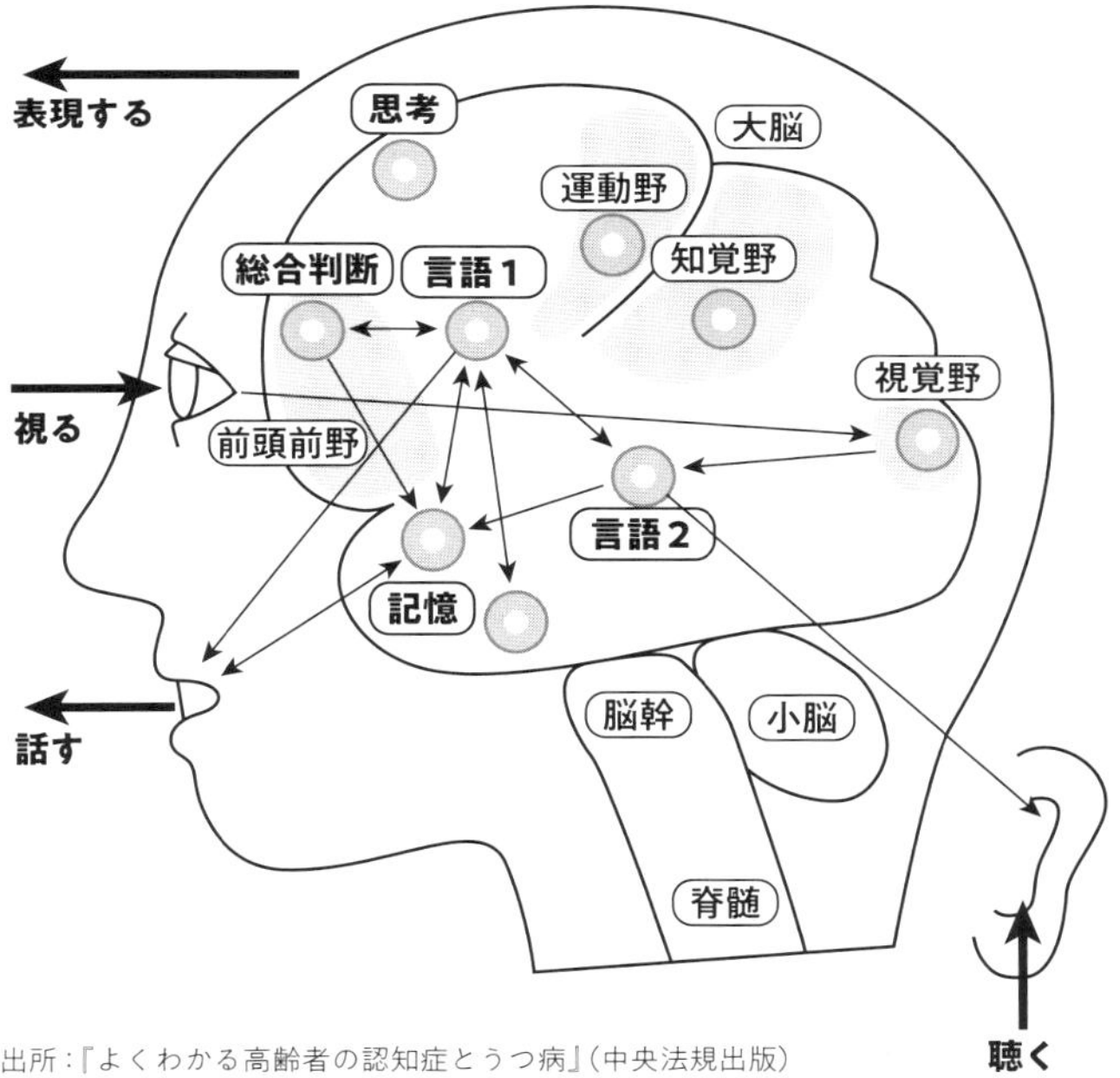

出所：『よくわかる高齢者の認知症とうつ病』（中央法規出版）

いへん重要な働きを担っており、機能の低下は大きな影響を及ぼします。

前頭側頭型認知症の特徴は、人格の変化や常識から考えると疑問に思われる行動などです。実際の例として、公務員だった方が万引きをしてしまい、なぜそんなことをしたかを調べる過程で、その方が前頭側頭型認知症だとわかったことがあります。社会性が低下し、問題が生じることも多いた

認知症や認知症様症状をきたす主な疾患・病態

1. 中枢神経変性疾患
アルツハイマー型認知症
前頭側頭型認知症
レビー小体型認知症/パーキンソン病
進行性核上性麻痺
大脳皮質基底核変性症
ハンチントン病
嗜銀顆粒性認知症
神経原線維変化型老年期認知症
その他

2. 血管性認知症(VaD)
多発梗塞性認知症
戦略的な部位の単一病変によるVaD
小血管病変性認知症
低灌流性VaD
脳出血性VaD
慢性硬膜下血腫
その他

3. 脳腫瘍
原発性脳腫瘍
転移性脳腫瘍
癌性髄膜症

4. 正常圧水頭症

5. 頭部外傷

6. 無酸素性あるいは低酸素性脳症

7. 神経感染症
急性ウイルス性脳炎(単純ヘルペス脳炎、日本脳炎など)
HIV感染症(AIDS)
クロイツフェルト・ヤコブ病
亜急性硬化性全脳炎・亜急性風疹全脳炎
進行麻痺(神経梅毒)
急性化膿性髄膜炎
亜急性・慢性髄膜炎(結核、真菌性)
脳腫瘍
脳寄生虫
その他

8. 臓器不全および関連疾患
腎不全、透析脳症
肝不全、門脈肝静脈シャント
慢性心不全
慢性呼吸不全
その他

9. 内分泌機能異常症および関連疾患
甲状腺機能低下症
下垂体機能低下症
副腎皮質機能低下症
副甲状腺機能亢進または低下症
クッシング症候群
反復性低血糖
その他

10. 欠乏性疾患、中毒性疾患、代謝性疾患
アルコール依存症
マルキアファーヴァ・ビニャミ病
一酸化炭素中毒
ビタミンB_1欠乏症(ウェルニッケ・コルサコフ症候群)
ビタミンB_{12}欠乏症、ビタミンD欠乏症、葉酸欠乏症
ナイアシン欠乏症(ペラグラ)
薬物中毒
A) 抗癌薬(5-FU、メトトレキサート、シタラビンなど)
B) 向精神薬(ベンゾジアゼピン系抗うつ薬、抗精神病薬など)
C) 抗菌薬
D) 抗痙攣薬
金属中毒(水銀、マンガン、鉛など)
ウィルソン病
遅発性尿素サイクル酵素欠損症
その他

11. 脱髄疾患などの自己免疫性疾患
多発性硬化症
急性散在性脳脊髄炎
ベーチェット病
シェーグレン症候群
その他

12. 蓄積病
遅発性スフィンゴリピド症
副腎皮質ジストロフィー
脳腱黄色腫症
神経細胞内セロイドリポフスチン[沈着]症
糖尿病
その他

13. その他
ミトコンドリア脳筋症
進行性筋ジストロフィー
ファール病
その他

出所:「認知症疾患診療ガイドライン2017」

め、人々がこの認知症の特徴をよく理解してくれないと、本人も家族も非常に苦しむことになります。抑制が利かなくなる、同じことを繰り返すなどのほか、他者に共感できなくなったり、感情移入ができなくなったりするなど、感情が鈍くなるといった症状も伝えられています。六十五歳未満に比較的多いとされています。

このほかにも、認知症の種類や、認知症を引き起こす病気としては多くのものがあります。

治る認知症も

かつて、認知症の定義のなかに「治らない」という基準がありました。しかし、治療や回復可能なものがあることがわかり、いまでは定義から外れています。

現在、認知症を治す薬はありません。認知症と告げられても絶望するだけだ、早期に受診しても意味がない、と考える方もいるかもしれません。事実、「早期診断・早期絶望」という言葉が、診療現場や当事者の口からも聞かれます。しかし、早期診断により、「正常圧水頭症」のように、治る可能性がある認知症では早めに治療を始めることができます。

正常圧水頭症は、脳内でつくられる液（脳脊髄《せきずい》液）が脳室内にたまり、周囲の脳が圧迫されることから起こる認知症。脳室周囲が圧迫されると神経細胞が損なわれ、意欲や集中力、記憶力の低下が起こり、認知症と似たような症状が見られる。歩行障害が起こり、パーキンソン病のように歩幅が狭く、ふらついて歩くようになる。尿失禁が多いのも特徴的だ。脳脊髄液の流れを脳室外に逃す手術をすることによって治療が可能とされる。

また、早期診断により、記憶が失われたときに備えて、自分が今後どう生きたいのか、判断がはっきりしているうちに、いろいろな準備をしておくこともできます。ショックで知りたくないという気持ちもあるかもしれませんが、やはり早めの受診をお勧めします。

なお、認知症の診断は難しく、うつ病と間違えられたり、意識障害である譫妄と間違えられたりすることもあります。高齢者はたくさんの薬を処方されがちですから、薬の副作用によって認知症に似た症状が引き起こされることもありえます。間違った診断をされて治療が違った方向に進まないためにも、やはり早めに専門医の診断を受けることをお勧めします。

診断の流れ

もの忘れがひどくなった、認知症ではないかと思うが、どこで、どんな診断を受ければよいかがわからない――。こんな悩みを抱える方も多いと思います。認知症を担当する科は、精神科、脳神経内科などがあり、「もの忘れ外来」「メモリークリニック」などと謳《うた》っているところもあります。

診断の流れはどうなっているのでしょうか。まず、問診では、どんな症状があるの

認知症の診断の流れ

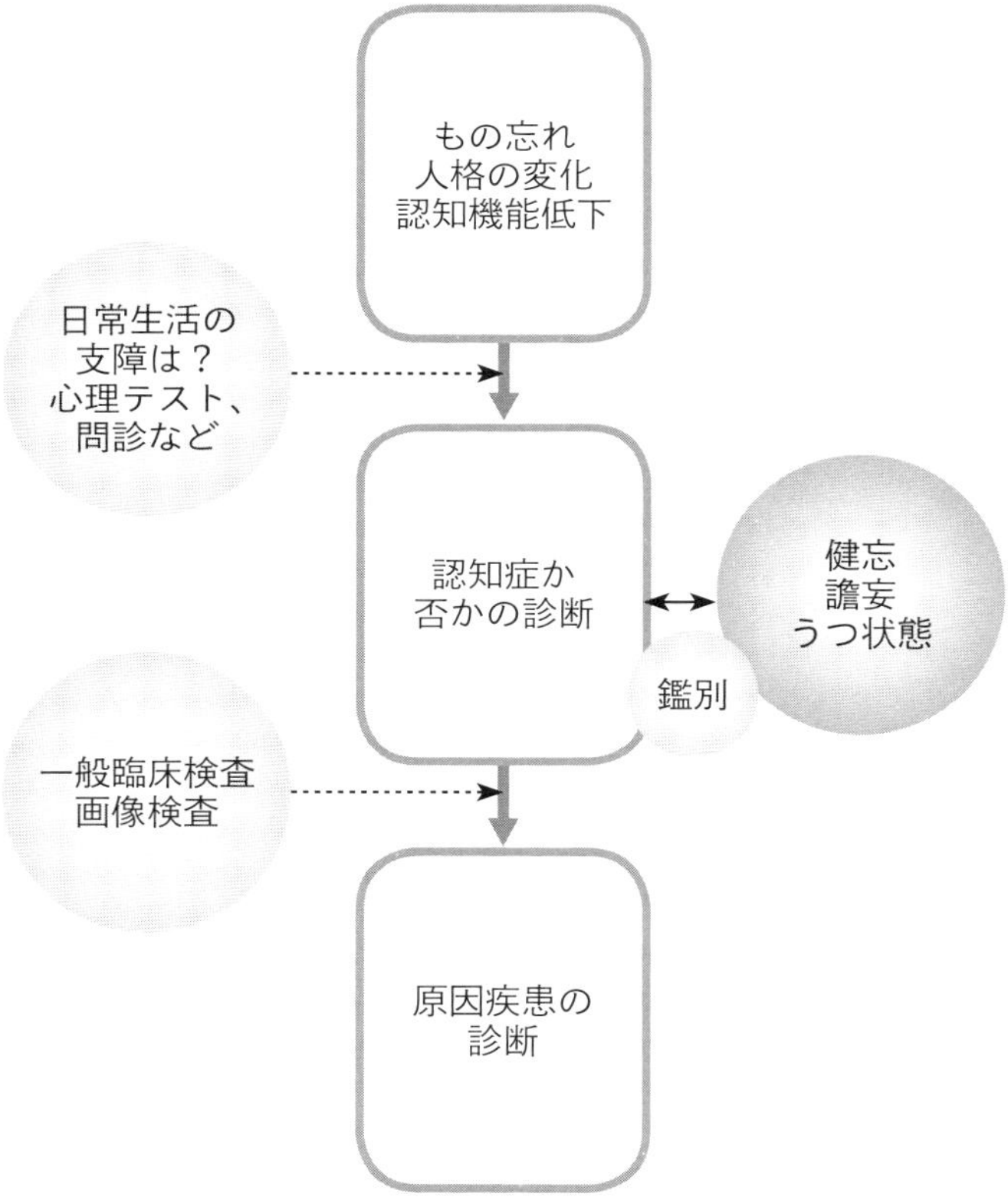

認知症診断の流れは２段階、「認知症か否か」と「原因疾患」の診断がある。
それぞれに特徴的なアプローチ（点線の矢印）がある。
「認知症か否か」の診断には、通常のもの忘れ、健忘、譫妄、そしてうつ状態を鑑別する必要がある。

出所：『よくわかる高齢者の認知症とうつ病』

か、これまでの経過、他の病歴などが聞かれます。認知症かどうかを確認するため、さらに、症状の程度を確認するために、神経心理検査と呼ばれる検査が行なわれます。ボクが開発した長谷川式スケールや、長谷川式スケールの一年後にアメリカで発表されたMMSE（ミニメンタルステート検査）などが使われることが多いようです。この検査で、単語の記憶力や計算力などが調べられます。

脳の状態を調べるため、CT（コンピュータ断層撮影）やMRIといった脳の形状を調べる画像検査や、脳の血流や代謝を調べるSPECT（単一光子放射型コンピュータ断層撮影）、PET（陽電子放射断層撮影）、その他の機能画像検査なども行なわれます。必要に応じて脳波の検査や、脳の周りを保護している脳脊髄液の採取なども実施されます。それらの結果から総合的に判断し、診断結果が告知されます。

認知症を疑った場合は、かかりつけの医師にまず相談するとよい。日本老年精神医学会では、学会が認定した「こころと認知症を診断できる病院&施設」をホームページ上で掲載。日本認知症学会も、学会が認定した全国の認知症専門医リストをホームページ

年齢別に見た認知症の有病率

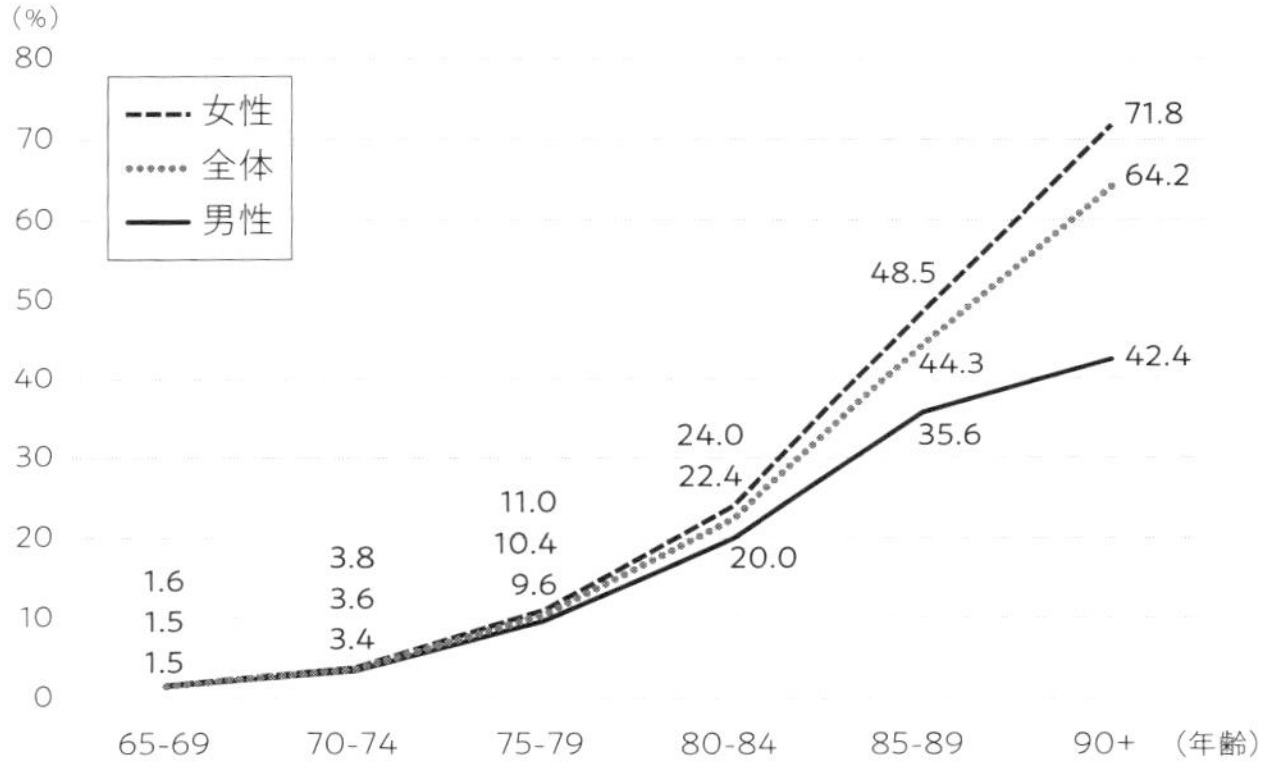

出所：厚生労働省資料（日本医療研究開発機構 認知症研究開発事業「健康長寿社会の実現を目指した大規模認知症コホート研究」 悉皆《しっかい》調査を行なった福岡県久山町、石川県中島町、愛媛県中山町における認知症有病率調査結果〔解析対象5,073人〕研究代表者・二宮利治〔九州大学大学院〕提供のデータより作図）

上で掲載している。また、日本認知症ケア学会では、学会が認定した認知症ケア専門士のいる施設・団体をホームページ上に載せている。「認知症の人と家族の会」では、電話相談も行なっている。

危険因子は加齢

認知症になる危険因子として最も大きなものが、年をとることです。年齢が上がるにつれて、認知症の有病率がぐんと高くなります。七十代前半では三％台だったのが、八十代後半になると四〇％を超え、九十代以上では六〇％を超えます。

八十代を過ぎると、女性のほうが顕著に有病率が高くなります。これに関しては、性ホルモンの違いや、うつ的な傾向の違いがあるためではないかなど諸説ありますが、定説はありません。今後の研究が待たれます。

ＭＣＩ（軽度認知障害）とは

「あなたは認知症ではなく、ＭＣＩと思われます」。こういわれた方もいるかもしれません。最近、ＭＣＩという言葉を聞く機会も増えました。

「Mild Cognitive Impairment」の頭文字をとったもので、日本語では「軽度認知障害」と呼ばれています。健常でも認知症でもない中間の状態で、日常生活に支障が出るほどではないが、認知機能が低下した状態を指します。国の推計では、二〇一二年時点で認知症の高齢者四六二万人に対し、ＭＣＩの人は四〇〇万人とされています。ＭＣＩ

の概念を誰がいつ提唱したかをいうのは非常に難しいのですが、概念の確立としては、アメリカ・メイヨークリニックのR・C・ピーターセンらによる一九九九年の論文といわれています。

MCIの時期には、もの忘れや理解力が落ちても、滞りなく日常生活が送れます。MCIと診断されたからといって、ひどく落ち込む必要はありません。進行の様子をきちんと見続けることが大切です。

予防で重要なこと

いちばん大きな危険因子は加齢ですが、人間誰しも、年をとるのを避けることはできません。そうだとすると、認知症の予防は、「一生ならない」ことよりも、いかに「なる時期を遅らせられるか」が重要になります。

ただ、脳血管性認知症のように、原因となる脳血管障害を防ぐことが重要な認知症もあります。高血圧、脂質異常症、糖尿病、運動不足、高カロリー食、過剰な塩分摂取やアルコール摂取、喫煙などには注意が必要です。
認知症は高齢になってから起こることが多いのですが、四十歳前後で発症する例もあります。六十五歳未満で発症したものは、「若年性認知症」と呼ばれます。

根本治療薬がないなか、注目を集めているのが、二〇一九年五月にＷＨＯが公表した、認知症になるリスクを減らすための初のガイドラインだ。
①運動、②禁煙、③栄養、④飲酒、⑤認知機能トレーニング、⑥社会参加、⑦減量、⑧高血圧、⑨糖尿病、⑩高脂血症、⑪うつ、⑫難聴――のリスク項目12への介入と、その推奨の度合いを示した。たとえば、健常者の運動や喫煙者の禁煙は、認知症と認知機能低下のリスク低減の点から「強く推奨」されている。
運動に関しては、六十五歳以上は早歩きや家事など一週間に少なくとも百五十分間の中程度の有酸素運動をすることを勧めている。食生活では、魚をたくさん食べることのほか、ナッツやオリーブ油、コーヒーも認知症の予防に効果的だとした。一方、ビタミンＢやＥ、不飽和脂肪酸などのサプリメントは、認知症のリスクを下げる効果が確認

されていないため、推奨しないとした。

ＷＨＯによると、二〇一五年時点で認知症の人は世界で約五〇〇〇万人。それが二〇三〇年には八二〇〇万人、二〇五〇年には一億五二〇〇万人に増えると見込まれている。また、介護費や医療費など、認知症にかかる「社会的費用」は二〇一五年時点で、世界で八一八〇億ドル（約九〇兆円）とされ、これは世界のＧＤＰ（国内総生産）の約一％にあたる。二〇三〇年には年間二兆ドル（約二二〇兆円）になると推計されている。

第3章

認知症になってわかったこと

固定したものではない

ボクは認知症の臨床や研究を半世紀にわたって続けてきました。でも、自分が認知症になって初めてわかったことがいくつもあります。本章ではそれをお伝えしたいと思います。

まず何よりもいいたいのは、これは自分の経験からもはっきりしていますが、「連続している」ということです。人間は、生まれたときからずっと連続して生きているわけですから、認知症になったからといって突然、人が変わるわけではありません。昨日まで生きてきた続きの自分がそこにいます。

それから、認知症は「固定されたものではない」ということです。普通のときとの連続性があります。ボクの場合、朝起きたときが、いちばん調子がよい。それがだいたい、午後一時ごろまで続きます。午後一時を過ぎると、自分がどこにいるのか、何をしているのか、わからなくなってくる。だんだん疲れてきて、負荷がかかってくるわけです。それで、とんでもないことが起こったりします。

夕方から夜にかけては疲れているけれども、夜は食べることやお風呂に入ること、眠ることなど、決まっていることが多いから、何とかこなせます。そして眠って、翌日の朝になると、元どおり、頭がすっきりしている。

そういうことが、自分が認知症になって初めて身をもってわかってきました。認知症は固定したものではない。変動するのです。調子のよいときもあるし、そうでないときもある。調子のよいときは、いろいろな話も、相談ごとなどもできます。

もちろん、人によって認知症のタイプも症状の現れ方もいろいろで、全部が全部、ボクのようではないかもしれません。しかし、専門医であるボク自身、認知症はなったらそれはもう変わらない、不変的なものだと思っていました。これほどよくなったり、悪くなったりというグラデーションがあるとは、考えてもみなかった。だから、認知症といってもいろいろで、ボクのようなケースもあるということを、そして、いったんなってしまったら終わりではないということを、みなさんにぜひ知ってもらえたらと思います。

固定したものではないわけですから、ひとたび認知症になったら「もうだめだ、終わりだ」などと思わないでほしいし、周囲も、「何もわからなくなってしまった人間」として、一括りにしないでいただきたいのです。

置いてきぼりにしないで

認知症への理解はかなり進んできましたが、それでも、認知症と診断された人は「あちら側の人間」として扱われていると思うことがあります。こちら側の人間だと思っている人たちは、あちら側の人間はまともに話ができないとか、何をいってもわからないなどといったりします。認知症の人の前で、平気でそうしたことを口にし、人格を傷つけるようなことが話されている場合もあります。

でも、それは間違いです。話していることは認知症の人にも聞こえているし、悪口をいわれたり、ばかにされたりしたときの嫌な思いや感情は深く残ります。だから、話をするときには注意を払ってほしいと思います。認知症の人が何もいわないのは、必ずしもわかっていないからではないのです。

存在を無視されたり、軽く扱われたりしたときの悲しみや切なさは、誰もが大人になる過程で、そして大人になってからも、職場や家庭で多かれ少なかれ体験していることでしょう。そうしたつらい体験がもたらす苦痛や悲しみは、認知症であろうとなかろうと、同じです。

何かを決めるときに、ボクたち抜きに物事を決めないでほしい。ボクたちを置いてきぼりにしないでほしいと思います。

時間を差し上げる

みなさんが認知症の人と接するとき、ぜひ、心に留めておいていただきたいことがあります。

まず、相手のいうことをよく聴いてほしい。

「こうしましょうね」「こうしたらいかがですか」などと、自分からどんどん話を進

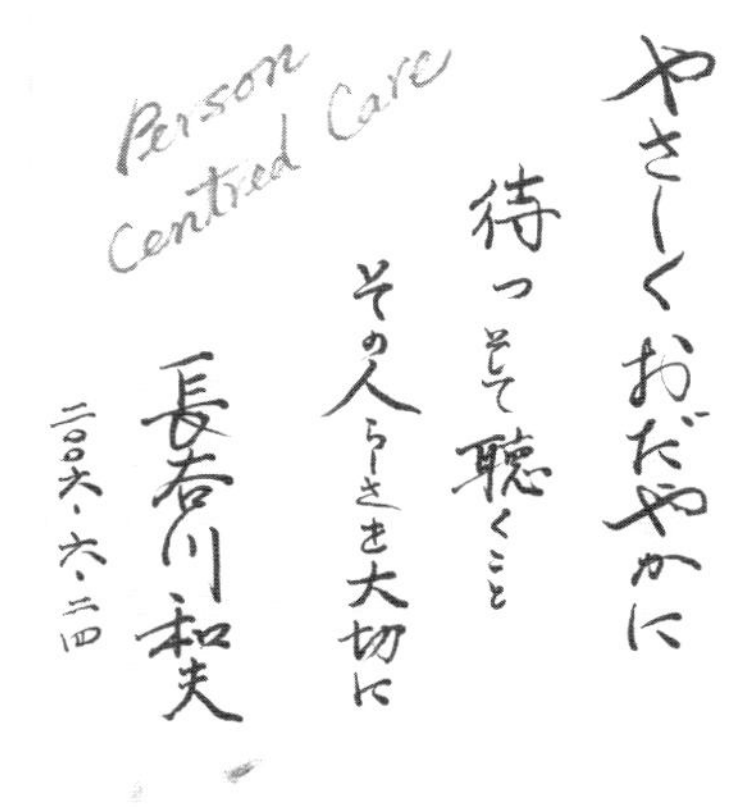
やさしくおだやかに
待つ そして聴くこと
その人らしさを大切に
長谷川和夫
Person Centred Care

認知症介護研究・研修東京センター長時代に
長谷川さんがしたためた色紙

めてしまう人がいます。そうすると、認知症の人は戸惑い、混乱して、自分の思っていたことがいえなくなってしまいます。「こうしましょう」といわれると、ほかにしたいことがあっても、それ以上は何も考えられなくなってしまう。それは人間としてあるべき姿ではない。だから「今日は何をなさりたいですか」という聞き方をしてほしい。そして、できれば「今日は何をなさりたくないですか」といった聞き方もしてほしい。

それから、その人が話すまで待ち、何をいうかを注意深く聴いてほしいと思います。「時間がかかるので無理だ」と思うかもしれません。でも、「聴く」というのは「待つ」ということ。そして「待つ」というのは、その人に自分の「時間を差し上げる」ことだと思うのです。認知症はやはり、本人もそうとう不便でもどかしくて、耐えなくてはいけないところがあるから、きちんと待って、じっくり向き合ってくれると、こちらは安心します。

役割を奪わない

話しかける際は、遠すぎず、近すぎず、その人と一メートルくらいの距離をとったところで言葉をかけてもらうのが、ちょうどいい。目線の高さも大事です。上から見下ろすのでも、下から見上げるのでもなく、同じ高さにして、目と目を合わせる。

認知症になったら「何もわからなくなる」と思っている人がいます。でも、繰り返しますが、そんなことはありません。心は生きています。嫌なことをされれば傷つくし、褒めてもらえばやはり嬉しい。

何よりも心に留めておいてほしいのは、認知症の人も自分と同じ「一人の人間」であり、この世にただ一人しかいない唯一無二で尊い存在ということです。

生活環境をシンプルにすることも大事です。できるだけ単純なほうがよい。複雑な環境でないほうがよいのです。トイレがどこにあるかとか、寝る場所の位置とか、大事なものほど覚えやすく、見えやすいようにし、動きやすいようにしておくのが大事です。

また、認知症の人は、同時にいくつものことを理解するのが苦手です。一度にいろいろなことをいわれると混乱して、疲れの度合いが深まります。同じことを伝えるにしても、なるべくシンプルにわかりやすく、一つずつにしてほしい。これは、伝える側の心がけ次第で大きく変えることができる点です。

認知症の人を、ただ「支えられる人」にして、すべての役割を奪わないということも心がけていただきたい。役割というのは、別に難しいことではなくて、何でもよいのです。

台所仕事が得意なら台所仕事の役割、大工仕事が得意なら大工仕事の役割。あるいは認知症の人たちが一緒に暮らすグループホームで料理をつくるとき、じゃがいもの皮を剝くことなどがありますが、剝くのが上手な人がいたら、お願いして、その役割を担っていただく。

その人の得意分野だと頼みやすいし、引き受けてもらいやすいと思います。あとは、繰り返しますが、褒めることを忘れないでほしい。

笑いの大切さ

認知症の人に接するときの心がけとして、「笑い」についても触れておきたいと思います。

二〇〇四年に京都で、「国際アルツハイマー病協会国際会議」が開かれたときのことです。ボクは、その会を運営するお手伝いをしていましたが、会議で、「自分は認知症です」といった男性がいました（その当時は「痴呆」といっていました）。

その男性は、大切なこととして「笑い」を挙げられました。その方の家では笑いが絶えないということでした。

ボクは、そうはいっても家へ帰ったらほんとうにそういう生活をしておられるのだろうかと疑問に思って、会場で声をかけたのです。そうしたら、「長谷川先生、いつでもお訪ねください」といわれました。

しばらくたったある日、電話をかけて、もう少しお話を聞きにお宅に伺いたいといったら快諾してくれたので、早速、訪問しました。


夫婦は、家庭では遠慮なく自分の感情を表現しますから、イライラ、ムッツリがあるのが普通です。そんなに笑ってばかりはいられないだろうと思って伺いましたが、ほんとうに「ニコニコ」でした。「長谷川先生が来てくれたからコーヒーを淹《い》れよう」といっては夫婦でニコニコ、ちょっとした言葉をかけ合っては、またニコニコ。これは本物だと感じました。

暮らしのなかで、笑いを大切にされている。笑っていれば、たいしておかしくなくても、何となく、心がほぐれてきます。認知症になり、つらい感情が続くときは、とくに笑いが大切です。ですから認知症の人と接するときは、笑いを忘れないでいただきたいと思います。

みんな違う

先にも書いたとおり、認知症の人と接する際、私たちは一人ひとり、みんな違って、みんな尊い存在だということを忘れないでほしいと思います。世界中を見渡しても、私という人間と同じ生活歴で、同じ考えをもっている人は私一人しかいません。だから、そこに尊厳が生まれます。一人ひとり、尊厳がある。認知症の人も、隣にいる人も、見知らぬ人も、よく知っている人も、みんな尊厳をもった存在というのが人間です。ボクも、物心ついてからいろいろな人と接してきました。いろいろな人との絆がボクの心のなかにあるわけです。

ボクは、愛知県東春日井郡（現・春日井市）で生まれ、銀行員の父と、優しい母のもとで育ちました。医者をしていた叔父に野口英世の伝記を薦められて読み、医者という仕事をしたいと思うようになりました。その後、東京慈恵会医科大学（以下、慈恵医大）に入り、脳科学や精神医学に興味をもちました。やがて認知症と出合い、その研究や仕事をしてきたすえに、自分も認知症になりました。そういうことがあって、いまの自分がある。こんな経歴と、ボクのような周囲との絆をもっているのは自分一人だけです。

人はみんな、それぞれ違っていて、それぞれが尊い。認知症になったからといって、その尊厳が失われるわけではありません。

こうした考え方を学問的に研究し、広めた人がいます。トム・キットウッドという人です。

トム・キットウッド（一九三七〜一九九八年）は、イギリスの牧師、心理学者、大学教授。大学で心理学を教えていた一九八〇年代半ばに、認知症の研究の指導を求められ、この分野にのめり込んだといわれる。認知症ケアの分野のパイオニアとされ、「パーソン・センタード・ケア（person-centered care）」を提唱したことで有名。一九九八年、六十一歳で亡くなった。

彼は若くして亡くなってしまい、ほんとうに残念です。もっと生きていたら、さらにすごい業績を残しただろうと思います。

その人中心のケア

「パーソン・センタード・ケア」とは、日本語に訳せば「その人中心のケア」です。これは、その人のいうことを何でも聞いてあげるということではありません。その人らしさを尊重し、その人の立場に立ったケアを行なうということです。

ボクは二〇〇〇年に認知症ケアを研究する高齢者痴呆介護研究・研修東京センター（現・認知症介護研究・研修東京センター）のセンター長となり、医療だけでなく、介護の分野にも深くかかわるようになりました。当時、認知症ケアをどうしたらよいかは手探りで、みんなが共有できる指針や理念がなかなか見つかりませんでした。そんなときに偶然、トム・キットウッドが書いた“DEMENTIA RECONSIDERED”（一九九七年刊）という本と出合って、これだ！　と思ったのです。この考えをぜひ、日本中に広めたいと思いました。

"DEMENTIA RECONSIDERED"は、『認知症のパーソンセンタードケア』（クリエイツかもがわ）という書名で邦訳が出ている。

あれからかなりの年月がたっても、「パーソン・センタード・ケア」の重要性は少しも変わっていないと感じます。

「一人ひとりが違う」「一人ひとりが尊い」「その人中心のケアを行なう」……言葉でいうのは簡単ですが、実行するのはなかなか難しい。ぜひ、認知症の人と接するときに、この言葉を忘れずにいていただけたらと思います。

にっこり笑った女の子

「パーソン・センタード・ケア」について、もう少しお話しします。

ボクが大好きな物語があります。聖マリアンナ医大に勤めていたとき、同僚だった方が、あるコラムに書いたものです。たしか、次のような内容でした。

公園を歩いていた小さな子が転んで泣き出しました。すると、四歳くらいの女の子が駆け寄ってきました。小さな子を助け起こすのかと思って見ていたら、女の子は、小さな子の傍らに自分も腹ばいになって横たわり、にっこりと、その小さな子に笑いかけたのです。泣いていた小さな子も、つられてにっこりとしました。しばらくして、女の子が「起きようね」というと、小さな子は「うん」といって起き上がり、二人は手をつないで歩いていきました――。

ボクは、この女の子は「パーソン・センタード・ケア」の原点を表しているように思うのです。泣いている、転んだ小さな子のもとに駆け寄って、上から手を引いて起こすのではなく、まずは自分も一緒になって地面に横たわり、その子の顔を見る。これは、ケアを必要としている人と同じ目線の高さに立つということです。

それから頃合いを見て、自分で起き上がってみようと勧めます。自力で起き上がることができた小さな子は、さぞ嬉しかったことでしょう。下手に手を貸さず、しかも貸しすぎない。時間をかけて十分に待つ。自主性を尊重しつつ、さあ、前に向かって進んでみようと誘ってみる。この女の子が見せてくれたような、こうしたケアが日本中に広まったらいいなと願ってきました。

思えば、ボクが認知症とかかわりはじめたころは、みな、認知症の人とどう接したらよいのかわからず、部屋に閉じ込めたり、薬でおとなしくさせたりしていました。そうしたことが、いまでもないとはいえません。それでも日本のケアは大きく進歩したし、改善したと感じています。

デイサービス

自分が認知症になってわかったこととして、デイサービスの体験についても触れておきたいと思います。認知症になってデイサービスを利用するようになり、そこでいろいろな人に会っておしゃべりしたり、お風呂に入れてもらったりしました。これは非常に勉強になりました。

いままでは、自分が医者の立場から患者さんに「デイケアやデイサービスに行ったらいいですよ」と勧めていました。

介護保険制度が施行されたのは二〇〇〇年四月。「介護の社会化」を合言葉に、家族頼みだった高齢者介護を、社会全体で支えることとした。介護保険上、デイサービスは「通所介護」と呼ばれ、利用者は日中、食事や入浴、機能訓練などの介護サービスを受ける。デイケアは「通所リハビリテーション」と呼ばれ、機能の維持や回復のためのリハビリを受ける。

自分が反対の立場になったら、いろいろ見えてくるものがあります。

とくにいいなと思ったのは、デイサービスに行ったときに受ける入浴サービスです。職員の方がお風呂で身体を洗ってくれて、さっぱりしてじつに気持ちがいい。王侯貴族のような気分です。

利用者の人たちとも仲良くなりました。それに、何といっても感心したのは、職員の方たちの仕事ぶりです。利用者のことを一人ひとり、よく知っていて、何かあるとすぐに声をかけてくれます。利用者が帰ったあと、ミーティングをして、綿密にケアのことを考えているのです。利用者としっかりしたコミュニケーションをとっている姿を見て、これはたいした組織だなと思いました。日本のケアは、こういう方たちの努力の上に成り立ってきたのだなと実感し、こうしたサービスを上手に利用することの大切さを、当事者になって感じたのです。

ショートステイ

二〇一九年には、自宅近くの有料老人ホームで、生まれて初めてショートステイを利用しました。二泊三日です。ボクは家内と二人暮らし。子供たちは何かと気にかけてくれて、よく助けてくれるけれど、家内に万が一のことがあった場合のことを考えて、一度、ショートステイを利用しておこうという話になりました。その有料老人ホームは、それまで二〜三回、訪れたことがあります。ボクが認知症であると公表したこともあって、「入居者のみなさんに、一度、話をしに来てください」と頼まれたからです。そこでスタッフの人たちとも顔を合わせていたので、ショートステイを利用する際にも、不安はまったくありませんでした。

ショートステイは、短期的に施設に入所して、支援が受けられるサービスのこと。在宅で介護を続けている際、冠婚葬祭などで介護者が家を空けなければならないときや、介護者のレスパイト（休息）のためなどに利用される。介護保険上は、福祉施設に短期間入所し、入浴、排泄、食事などの介護や、日常生活上の世話を受けられる「短期入所生活介護」と、医療機関に短期間入所し、看護・医学的な管理のもとで、入浴、排泄、食事などの介護や機能訓練などが受けられる「短期入所療養介護」の二種類がある。介護保険が適用されない有料老人ホームが提供するショートステイもある。

どうでしたかって？　よかったですよ。やはりここでも、スタッフがよく教育されているのを感じました。職員の人たちが、こちらをうまくのせてくれるというか、その気にさせてくれるのです。「長谷川さん、お食事ですよ」とか「体操の時間ですよ」とか。明るく声をかけられると、こちらも「じゃあ参加しようか」という気持ちになります。サービスを利用してみることの大事さを、ここでも感じました。

ただ、一泊したところで「もう、家に戻りたい」と思ったことも事実です。家にいると電話が鳴ったり、届け物が来たり、近所の人が寄ったり、バタバタしているけれど、生活のにおいがありますから。

デイサービスも正直、つまらないなとか、行きたくないなと思うときもあったりしますが、そんなときは、家内が少しでも楽になるならと思い直しています。

騙さない

認知症の人に接するときの心得として、「騙さない」ということも挙げておきたいと思います。

ボクが現役時代、よく相談されたことの一つに、認知症の診断を受けさせたいが、本人に対してどういえばよいのか、というものがありました。嘘をついて、騙して受診させるケースもあるようですが、ボクは騙すのは反対です。ボク自身はそうしませんでした。騙したら、騙されたほうは怒って、今度は、こちらを騙すことも出てくるでしょう。「相手は認知症だから大丈夫だろう」と、認知症のことをよく知らない人は思いがちですが、そうではありません。何となくおかしい、尊厳をもって扱われていないということは、認知症になってからでもわかります。何度も繰り返しますが、認知症だからといって色眼鏡で見ることなく、普通に接してほしいと思います。

ボクは自分が診察をしていたときは、いつもご本人とご家族に同席してもらっていました。ご家族とだけ話をされるというケースもあるようですが、自分抜きで家族と先生が入院させる算段をしている、そうにちがいないなどと、ご本人に余計な心配や詮索をさせたくなかったのです。とはいえご家族から、本人の前ではいいにくい話があります、といわれたときは、ご本人に「しばらくのあいだ、待合室でお待ちいただけますか？　話が終わったらすぐにお呼びして、話の内容をお伝えしますから」と了解をとってから、席を外してもらっていました。

認知症の人とのかかわり方で、ご家族からこちらが教えてもらうこともたくさんありました。認知症の人は何度も同じことを尋ねたりしますが、男性の認知症の患者さんと一緒に来られるご家族に、「奥さま、たいへんですね」と話しかけると、「うちの人、無口だったのが、いまではしょっちゅう同じことだけど聞いてくるの。同じ答えをしていればいいので楽です。夫婦の会話が増えたと思えば、認知症も悪くないですよ」といって笑われたのです。それがとても印象的でした。

ボクは五十年ほど認知症とかかわってきたけれど、ご本人とご家族からじつに多くのことを教わりました。たくさんの豊かな時間をいただいたと感謝しています。

第4章

「長谷川式スケール」開発秘話

「長谷川式スケール」とは

本章では「長谷川式簡易知能評価スケール」についてお伝えします。認知症の診断の物差しとなる認知機能検査のことで、これを中心になって開発したのがボクです。一九七四年に公表し、一九九一年に改訂版が出されました。ありがたいことに、いまでも全国の医療機関で改訂版が使われています。

一九七四年に公表したスケールは、いまは筑波大学名誉教授になられている井上勝也先生や、桃山学院教育大学教授の守屋國光先生らと研究開発しました。改訂版のメンバーの中心になってくれたのは、現在、認知症介護研究・研修仙台センター長を務める加藤伸司さんなどです。

最初に公表したスケールでは、「今日は何月何日ですか?」「年齢は?」など、基本的な情報から、一般的な常識問題、計算問題など、全部で一一問ありました。検査を受けるのは高齢者ですから、短時間で終えられるものにしたほか、視覚が衰えた人の

1974年に公表された「長谷川式スケール」の質問項目

〈1〉 今日は何月何日ですか？（または）何曜日ですか？
〈2〉 ここはどこですか？
〈3〉 年齢は？
〈4〉 最近起こった出来事から、どのぐらいたちましたか？
（または）いつごろでしょうか？
〈5〉 生まれたのはどこ（出生地）ですか？
〈6〉 大東亜戦争が終わったのはいつですか？
（または）関東大震災はいつでしたか？
〈7〉 １年は何日ですか？（または）１時間は何分ですか？
〈8〉 日本の総理大臣の名前は？
〈9〉 100から順に７を引いて下さい。
〈10〉 数字の逆唱（６－８－２、３－５－２－９を逆に言ってください）
〈11〉 ５つの物品の記銘
（歯ブラシ、100円硬貨、ナイフ、櫛、スプーンなどを並べて見せ、それらを隠して何があったかを尋ねる）

（満点：32.5点。10点以下は痴呆）

多さも考えて、可能なかぎり視覚的なテストは避けるといった工夫をしました。満点は三二・五点です。三一点以上が正常、三〇・五～二二点が正常と痴呆（当時は、認知症は痴呆と呼ばれていました）の境界線、二一・五～一〇・五点が準痴呆、一〇点以下を痴呆と判定しました。

ところが、スケール

をつくってから時間がたつあいだに、質問項目のなかに時代にそぐわないところが出てきました。

最初のスケールでは、日本の総理大臣の名前や、大東亜戦争の終戦の年を尋ねる質問などがありましたが、それよりも、もっと人間に共通した部分が見られるような質問にしたほうがよいということになったのです。改訂版をつくるにあたり、最初の版から削除したのは、〈4〉の最近起こった出来事からどのぐらいたったか、〈5〉の出生地、〈6〉の終戦の年、〈7〉の一年は何日あるか、〈8〉の日本の総理大臣の名前の五項目です。

一九九一年に改訂

どうしてこの五項目を削ったのか。

「最近起こった出来事からどのぐらいたったか」は、記憶障害を測るには非常に有効ですが、これを確認するためには、あらかじめ、周囲の人からの情報が必要です。「出生地」も、検査するときに家族が同席していなければ確認が難しく、一人暮らしの人に質問した場合、確認するのがたいへんです。

「終戦の年」は、年配の人はともかく、若い患者さんには答えにくい質問です。「一年は何日か」は、比較的重度の患者さんでも正解を答えやすいため、判別の有効性が低いということがわかってきました。「日本の総理大臣」は、海外との診断法の比較研究に使うには不適切という問題が出てきました。

こうしたことから、以上の五つの項目は思い切って削ることにしました。

一方、改訂版をつくるにあたり、新たに三つの項目を追加しました。言葉の流暢《りゅうちょう》性を見るなど、それぞれ、目的があります。また、改訂版では質問をできるだけ簡潔にし、最初のスケールよりも、質と精度の向上をめざしました。日本ばかりでなく、ほかの国でも使用されることも考えて、他国でも使える共通の質問にしました。

その結果、質問項目は九つとなり、三〇点満点中、二〇点以下を「認知症の疑いあり」としました。

1991年に公表された改訂版「長谷川式スケール」の質問項目

〈1〉 お歳はいくつですか？

〈2〉 今日は何年の何月何日ですか？　何曜日ですか？

〈3〉 私たちが今いるところはどこですか？

〈4〉 これから言う3つの言葉を言ってみてください。あとでまた聞きますのでよく覚えておいてください。
1：(a)桜　(b)猫　(c)電車
2：(a)梅　(b)犬　(c)自動車

〈5〉 100から7を順番に引いてください。

〈6〉 私がこれから言う数字を逆から言ってください。
(6－8－2、3－5－2－9)

〈7〉 先ほど覚えてもらった言葉をもう一度言ってみてください。

〈8〉 これから5つの品物を見せます。それを隠しますので何があったか言ってください。

〈9〉 知っている野菜の名前をできるだけ多く言ってください。

(満点：30点。20点以下は認知症の疑いあり)

改訂版「長谷川式スケール」の採点法

〈1〉 お歳はいくつですか？
(2年までの誤差は正解。配点1点)

〈2〉 今日は何年の何月何日ですか？　何曜日ですか？
(年月日、曜日が正解でそれぞれ1点ずつ。年については西暦も正解)

〈3〉 私たちが今いるところはどこですか？
（自発的にでれば２点、５秒おいて、家ですか？病院ですか？施設ですか？の中から正しい選択をすれば１点）

〈4〉 これから言う３つの言葉を言ってみてください。あとでまた聞きますのでよく覚えておいてください。
（以下の系列のいずれか１つで、採用した系列に○印をつけておく。各１点）
１：（ａ）桜　（ｂ）猫　（ｃ）電車
２：（ａ）梅　（ｂ）犬　（ｃ）自動車

〈5〉 100から７を順番に引いてください。
（100－７は？それからまた７を引くと？と質問する。各１点。最初の答えが不正解の場合、打ち切る）

〈6〉 私がこれから言う数字を逆から言ってください。
（６－８－２、３－５－２－９）
（３桁逆唱に失敗したら打ち切る。各１点）

〈7〉 先ほど覚えてもらった言葉をもう一度言ってみてください。
（ａ）植物　（ｂ）動物　（ｃ）乗り物
（自発的に回答があれば各２点、もし回答がない場合、以下のヒントを与え正解であれば１点。
（ａ）植物　（ｂ）動物　（ｃ）乗り物

〈8〉 これから５つの品物を見せます。それを隠しますので何があったか言ってください。
（各１点。時計、鍵、タバコ、ペン、硬貨など必ず相互に無関係なもの）

〈9〉 知っている野菜の名前をできるだけ多く言ってください。
（答えた野菜の名前を右欄に記入する。途中で詰まり、約10秒間待ってもでない場合にはそこで打ち切る。５個までは＝０点、６個＝１点、７個＝２点、８個＝３点、９個＝４点、10個＝５点）

（満点：30点。20点以下は認知症の疑いあり）

スケール創設の経緯

そもそも、なぜ長谷川式スケールを開発したか。

それは、ボクの恩師である新福尚武《しんふくなおたけ》先生に、つくるようにいわれたからです。九州帝国大学（現・九州大学）医学部を卒業された新福先生は、鳥取大学におられましたが、一九六六年に、慈恵医大に教授として赴任してこられました。先生は、精神病理学や老年精神医学の大家として知られていました。

ボクは主にてんかんの診療をしていたのですが、新福先生が来られてから、老年精神医学に足を踏み入れるようになりました。当時、慈恵医大の精神科の医局長をしていたため、新福先生との接触がとても多かったのです。

新福先生が赴任されてすぐ、東京都内の福祉施設を中心に、どれぐらいの方が認知症の症状があるかを調べることになりました。そのとき、新福先生がボクにいわれました。

「長谷川君、見立てが昨日と今日とで違ってはいけない。診断の物差しをつくりなさい」

一九六八年ごろのことです。当時は、認知症といっても、いまとはまったく環境が違います。診察にあたった精神科医が「あなたは痴呆です」といえば、それで診断はもう決まり、もう終わりというような時代でした。

うわぁ、難しい宿題を与えられたな、と思いました。認知症は、脳のなかで起きていることだから、目には見えません。にもかかわらず簡便で、誰がやっても認知症の有無の「ふるい分け」ができるようなものをつくらなければならない。

海外に参考にできるものはないかと探しましたが、ほとんどありませんでした。いま、世界中で使われている「ＭＭＳＥ（ミニメンタルステート検査）」は、アメリカのフォルスタイン夫妻が開発したスケールで、長谷川式スケールに似た検査ですが、この検査が公表されたのは一九七五年。ボクらが長谷川式スケールを公表した一年あとのことです。

頭を抱えて新福先生に相談すると、「それを考えるのがお前の仕事だ」といわれ、なるほど、教授というのはじつにうまいことをいうものだな、と感心しました。

できるだけ短時間で

そこで、それまで精神科医が行なっていた質問項目をずらっと並べるところから始めました。たとえば、「お年はいくつですか」「お名前は何ですか」などです。こうした質問は、個人情報の最たるものです。

また、長谷川式スケールの質問にもありますが、簡単な引き算をさせるなど、大人にとっては「ばかにされた」と感じるような質問もありました。「君、失礼じゃないか」と怒られても当然です。そうしたものも含め、とにかくずらっと並べて、中身を精査し、絞り込んでいきました。注意したのは次の点です。

体力が低下した高齢者でも答えられるよう、できるだけ短時間で行なえること。ボクたちの経験では、三十分を超えるテストに耐えられる高齢者は少なく、長時間のテストは一種の持久力テストのようなものになってしまうため、最大限でも二十分以内にできるものが望ましいと考えました。

また、当時はいまとは違って脳梗塞や脳出血による認知症が多かったため、何かを書かせる質問は、手が震える人には向きません。手を使わなければいけないような質問は避けることにしました。視覚が衰えた高齢者も多いため、できるかぎり、視覚的なテストは避けるほうが望ましいとも考えました。

そして、これが最も重要なことですが、知的機能が正常な人なら簡単に答えられるけれども、認知症の人には回答することが難しい質問を並べることを心がけました。つまり、やさしい質問を多くして、その問題に答えることさえ難しい高齢者を見つけ出すようなテストにしようとしたのです。

さて、精神症状のなかには、数量化するのが難しいものも多くあります。ふらふら歩き回る「徘徊《はいかい》」と呼ばれていたことも精神症状のなかにありましたが、その原因や理由はさまざまです。数値化できる質問と一緒にしたら点数がめちゃくちゃになりますから、数量化できないものはスケールから省きました。

数量化して、これができたら一点、できなければ○点などとし、質問の難易度による「重みづけ」も加えました。その結果、先にも書いたように、満点は三二・五点となり、小数点以下が出るかたちとなりました。一〇点以下は痴呆と評価しました。お手本がないなかでの物差しづくりで、正直、とても心配でしたが、誰がやってもほぼ同じ点数が出ることで、周囲からは「ダントツに優れたスケールだ」といってもらうことができました。

「長谷川式」になったわけ

診断の「物差し」がようやくできあがったあと、一九七四年に専門誌に公表しました。

当時の論文のタイトルは「老人の痴呆診査スケールの一検討」。長谷川和夫、井上勝也、守屋國光の三氏の連名で提出された。

当初は不安でしたが、極めて簡単な検査法ながら、十分な信頼性とかなりの妥当性をもち、誰がやってもほぼ同じ結果になることがわかり、ほっとしました。さまざまな場所で発表するにあたっては、スケールの名前をつけたほうがよいという話になりました。

スケールを公表した一九七四年に、ボクは、聖マリアンナ医大の教授になっていました。

慈恵医大から、当時できたばかりの東京都老人総合研究所（現・東京都健康長寿医療センター）の心理精神医学部長になり、一九七三年に聖マリアンナ医大の教授として赴任したのです。でも、慈恵医大にいたときに新福先生からいわれて開発することになった経緯もあり、「慈恵医大式痴呆診査スケール」にするのがよいのではないかと考えていました。

ところが、井上先生や守屋先生ら一緒に開発した人たちが「これは長谷川先生が吟味してつくり上げたものだから、長谷川式がいい」と勧めてくれて、それで「長谷川式簡易知能評価スケール」という名前をつけることになったのです。

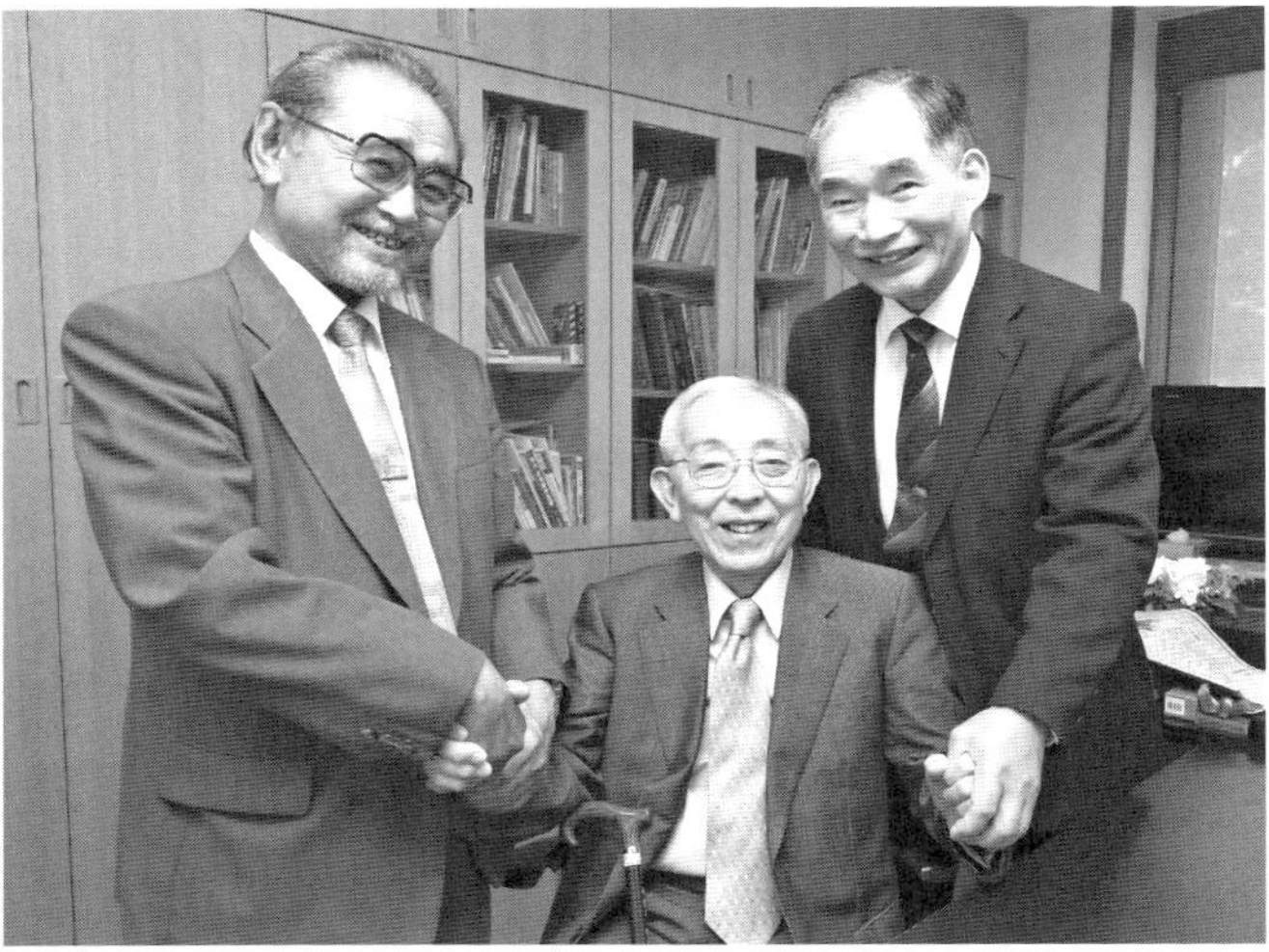

井上勝也さん（左）、守屋國光さん（右）と会い、笑顔を見せる長谷川さん（東京都内で）

この名前に関しては、二〇一八年に、当時、スケールを一緒につくった井上先生や守屋先生と何十年ぶりかに会う機会があり、そのときに話題になりました。二人がいうには、聖マリアンナ医大のときに完成したから「聖マリアンナ式」がいいとボクがいったが、それだと長いし、略式で呼ばれた場合、「聖マ式」というのも語感が悪い。それならいっそ、長谷川先生がおつくりになったんだから長谷川式にしたらということで、現在の名前に決まったということでした。

ボクの記憶では、慈恵医大にいたときに新福先生にいわれて考えはじめたのだから、「慈恵式にしたい」と思ったのがほんとうの話だと思うのですが、いずれにせよ、このような経緯で長谷川式となったのです。

なお、久しぶりに井上先生と守屋先生に会えたのは、とても嬉しいことでした。長生きしてよかったな、としみじみ感じたものです。

あるがままの森田療法

ここで少し、ボクの専門分野と、長谷川式スケールを開発するまでの仕事や生活ぶりについてご紹介しておきたいと思います。

診断の物差しとなる長谷川式スケールを開発したことで、以後、認知症と深くかかわるようになりましたが、ボクのもともとの専門はてんかんと臨床脳波学でした。一九五三年に慈恵医大を卒業したあと、大学の精神神経科に所属し、森田療法や脳波学を学びました。

森田療法は、精神科医で慈恵医大教授だった故・森田正馬《まさたけ》が一九二〇年ごろに創始した神経症（不安障害など）への精神療法。不安や恐怖を排除し、コントロールするのではなく、自然な感情として「あるがまま」に受け入れ、そのうえで目の前のやるべきことを行ない、自己実現をめざすとした。

大学には、森田先生の弟子である高良《こうら》武久《たけひさ》先生がいて、高良先生のもとには対人恐怖などに悩む患者さんがたくさん訪れていました。高良先生はすでに亡くなってしまいましたが、当時、「恐怖心を排除しようとするからいけない。あるがままに症状を受け止め、あまり葛藤を起こさないようにすることが大切だ」と、よくおっしゃっていました。

若いころに森田療法を学んだことは、いまのボクにいろいろな影響を与えていると思います。

アメリカ留学

森田療法や脳波学を学び、精神科医になったボクは、アメリカに留学した医者の記事を読み、自分も留学したいと考えるようになりました。アメリカの精神科医療はどんなものかと心を惹かれました。

キリスト教関係の団体が実施しているアメリカへの留学制度があると聞いて、自分も頑張ってみようと思いました。信者のボクには資格があったのです。英会話の先生について勉強したり、映画館では英語の西部劇を意識して観たり。何とか試験にパスしてアメリカに行くことができました。

試験では、英語の発音の聞き取りもありました。「バット」「バット」と試験官がいます。これは「but」、次は「bat」など、発音を聞き分けるのです。

難しかったけれども、ともかくパスして、二年間、研修医として学べることになりました。

日本を出発したのは一九五六年の夏のことです。船でサンフランシスコに行くのに、ハワイ経由で約二週間かかりました。そこから今度は列車に乗ってワシントンD.C.に着きました。一ドル＝三六〇円だった時代のことです。

最初の留学先はワシントンD.C.にあるセントエリザベス病院でした。とても歴史のある連邦立の精神病院だと聞いていましたが、総ベッド数が七〇〇〇以上もあると知り、驚きました。回診もクルマで病棟を回るのです。

セントエリザベス病院では、犯罪歴のある精神障害者がいる病棟でも研修しました。性犯罪者には、専門医による精神分析療法が行なわれていました。病院には、全米から、診療や対応が難しい患者さんが集まっていました。そこにハワードホールという特別な施設がありました。建物の周りをまたコンクリートの壁で囲んでいるのです。

当時、アメリカで同性愛は禁止されていましたが、そのような人たちや、小児性愛者の人たちがアメリカ全国から集まってきていました。日本に帰ってきてから、日米両国の性犯罪者の比較に関する論文を書きました。

ノンバーバルコミュニケーション

アメリカ留学は、ずいぶん苦労したけれども、おおいに勉強になりました。とくに苦労したのは言葉の問題、英語です。

一所懸命、日本で英語を勉強していったのに、セントエリザベス病院で実際に働きはじめると、患者さんのいうことがわからない。看護師の言葉もわからない。医者仲間の親しい人の英語だけしかわかりません。ほんとうにつらくて、これはだめだ、やっていけないと、三カ月目に指導医のところに相談に行きました。

「言葉がうまくいかないからやめたい、精神科医なのに言葉がわからなければやっていけない、だから日本に帰ろうと思います」といったら、指導医は「人間のコミュニケーションは言葉だけではありません。ノンバーバルコミュニケーションといって、言語によらないコミュニケーションの方法だってあるのだから、もう少し頑張りなさい」といってくれたのです。

さらに、「誰からも苦情は来ていない。君はよくやっているよ」とも励ましてくれました。

そうか、それではもう少しだけやってみるかと思って頑張っているうちに、不思議と相手のいうことが理解できるようになりました。言葉の壁が低くなり、コミュニケーションがうまくとれるようになったのです。


人間同士の対話には、たしかに、そっと肩を抱く、目を見合わせるなど、いろいろな方法があります。言語だけによりかからない対話は、ときに大きな信頼感を生み、心の触れ合いをもたらします。

認知症の人との関係を築く際にも、ノンバーバルコミュニケーションはとても役立ちます。

そうした経験をさせてくれたアメリカが、ボクは大好きです。好きなところはいろいろありますが、とくによいと思うのは、自分の意見をきちんというところ。アメリカ人は、はっきりものをいいます。そうしたコミュニケーションの仕方を直接、体験できたことは、その後の人生でもおおいに役立ちました。

脳波を見て興奮

アメリカ留学の二年間のうち、最後の半年間は、メリーランド州ボルティモアにあるジョンズ・ホプキンス大学病院に行きました。そこの脳外科教室で臨床脳波の研修を受け、脳波について本格的に学びました。頭皮の上に置かれた電極と脳波計によって、脳の電位変化が刻々と記録されます。脳の働きを目で見ることができて、興奮と戦慄を覚えました。てんかんや脳腫瘍などの診断に大きな力になるにちがいないと、夢中になって学びました。

留学を終え、慈恵医大の精神科に戻りましたが、その二年後、再びアメリカ留学をすることになりました。今度は東海岸でなく、西海岸です。場所はカリフォルニア大学サンフランシスコ校付属病院。客員講師として招かれたのです。一年間滞在して、主に脳波診断について研究しました。帰国後は慈恵医大に戻り、精神神経科の講師として、てんかんの診療を始めました。その後、のちにボクの人生の師となる新福尚武先生と「運命の出会い」をすることになったのです。

もう一つの出会い

「運命の出会い」といえば、二度目の留学に行く前、結婚式を挙げました。相手は、昔からよく知っていた女性です。

式は、東京都内のホテルで挙げ、やはりボクの恩師といえる高良武久先生と奥さまのとみ夫人が媒酌をしてくださいました。高良夫人は女性の政治家として、とても有名な方でした。

高良とみ氏（一八九六〜一九九三年）は、日本の女性運動家、平和運動家、政治家。日本女子大学英文科卒業。コロンビア大学、ジョンズ・ホプキンス大学で心理学を専攻した。母校の日本女子大教授となり、精神科医でのちに慈恵医大名誉教授となる高良武久氏と結婚。一九四七年の第一回参議院議員通常選挙に出馬し、当選。参院議員（全国区）を二期務め、一九五三年に結成された日本婦人団体連合会では副会長に就いた。

結婚したのはボクが三十一歳、家内の瑞子《みづこ》が二十一歳のときです。彼女はまだ学生で、武蔵野音楽大学のピアノ科で学んでいました。

出会ったのはずっと前、家内がまだ小学生のときでした。家が近く、二人ともキリスト教の信者だったため、教会の日曜学校で知り合ったのです。

ある日、日曜学校で、神様が私たちを見ていてくださるという話がされていたときに、小さい瑞子が上を見上げていました。上を見て、神様を探していたのでしょう。その様子がとても愛らしくて、かわいい子だなと思いました。しかし、将来、その子が自分のお嫁さんになるとは思ってもいませんでした。

サンフランシスコにはボク

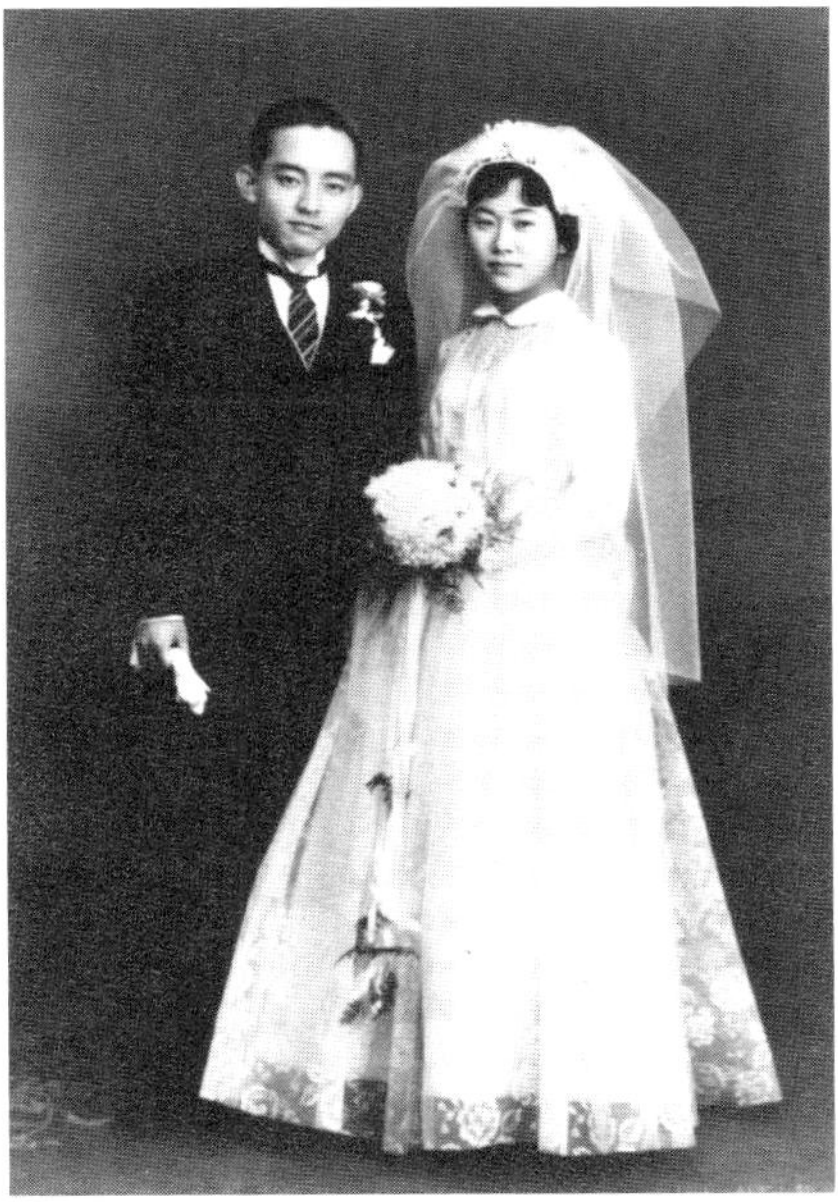
結婚式を挙げる長谷川さんと瑞子さん

が先に行き、家内は大学の卒業を待って、半年ほど遅れてやってきました。ゴールデンゲートブリッジ、あれは綺麗でほんとうに素晴らしかった。その後、長女がお腹に宿ったため、家内はお産の準備で半年ほど早く帰国しました。

家内はしっかりした、まじめで明るい人です。怖いといえば怖いですね。なぜなら家計を握って、すべてを掌握していますから。ボクが喫茶店とか理容室にスッと出かけていなくなると、捜されてしまう。地域の方たちもみなさん親切で、もうお帰りになりましたよとか、家内にいろいろ情報をくれるのです。

ボクがいまあるのは、彼女のおかげです。すごい人です。先に逝かれると、たいへんです。そこだけは何とかうまい具合に、ボクのほうが先に逝きたいと思っています。

何を検査しているのか

話を長谷川式スケールに戻します。改訂版のスケールには、九問の質問項目があります。これらには、認知症かどうかを判断するためのそれぞれの意味や役割がありま す。どんな役割があるか、ちょっと説明してみましょう。

質問〈1〉（お歳はいくつですか?）は記憶、〈2〉（今日は何年の何月何日ですか? 何曜日ですか?）は日時の見当識。見当識というのは、時間と場所やこれに関連する 周囲のものを正しく認識する機能のことをいいます。〈3〉（私たちが今いるところは どこですか?）は場所の見当識、〈4〉（これから言う3つの言葉を言ってみてください。 あとでまた聞きますのでよく覚えておいてください）は即時再生。即時再生とは、その 場ですぐに言葉を再生していってみることです。

〈5〉（100から7を順番に引いてください）は計算力と注意力、〈6〉（私がこれから 言う数字を逆から言ってください）は記憶と注意力、〈7〉（先ほど覚えてもらった言葉を もう一度言ってみてください）は遅延再生。これは即時再生とは異なり、あとから言葉 を再生していってみることです。〈8〉（これから5つの物品を見せます。それを隠しま すので何があったか言ってください）は記銘力。記銘力とは、記憶の第一段階であり、経験し、学習したことを覚え込むことを指します。〈9〉（知っている野菜の名前をできるだけ多く言ってください）は言葉の流暢性。つまり、言葉がすらすらと、よどみなく話せるかを見ています。

「93から7を引く」は間違い

長谷川式スケールを使う医療関係者には、なぜこの質問があるのか、それぞれの質問の意味をよく理解していただきたいと思います。どういうことかというと、たとえば、五番目に「100から7を順番に引いてください」という質問があります。なぜ「7」にしたのか。引く数として、3だとやさしいし、5ではやさしすぎるから7にしているのです。

また、「100から7を順番に引いてください」といわれて、患者さんが「93」と答えたあと、検査をする医療関係者のなかには、「93からまた7を引いてください」と尋ねる人がいると聞きます。これは間違いです。「そこからまた7を引いてください」というのが正しい。なぜなら、ここでは、93という数字を覚えておいてもらいながら引き算もしてもらうという、同時に二つの作業を求めているからです。検査する側が見たいのは、計算力と注意力の両方です。

認知症になると注意力を集中するのが難しくなる一方で、注意力を分割するのも難しくなります。料理や家事は、複数のことを同時にする高度な仕事で、認知症になると、それらをこなすのが難しくなります。たとえば、煮物料理をしながら魚を焼くといったようなことです。こうした意味合いをよく理解して、検査を実施していただきたいと思います。

あとからどれくらい思い出せるかを問う「遅延再生」は、答えられないことが多く、アルツハイマー型認知症に特異的な兆候といわれます。知っている野菜をできるだけ多く挙げてもらう質問は、言葉の流暢性を見るもので、認知症の人も五つまでいえることが多いのですが、それ以上、いくつ言えるのかが重要となります。このように、質問にはそれぞれ役割があるのです。

「お願いする」姿勢

検査を行なうにあたって、ぜひ注意していただきたいことがあります。「お願いする」という姿勢を忘れないでほしいということです。検査では、簡単な暗算など、患者さんのプライドを傷つけるような質問もするわけですから、あくまで丁寧に、慎重に、お願いする姿勢を心がけてもらいたいと思います。

また、この検査だけで認知症と判断したり、重症度を決めたりするのは危険です。教育歴の高い人は高い点数をとることがあるし、たとえ認知機能が正常でも、気力が衰えたときは低い点数が出ることもあります。テストを受けた二人の人の点数が同じでも、間違っていた箇所が違うこともよくあり、答えの中身をよく精査することも必要です。

認知症の検査には、ほかに画像診断もあれば、問診もあります。究極的に、認知症は「暮らしの障害」ですから、家族や介護関係者など、本人を日ごろからよく知っている方に生活の様子を伺うなどして、総合的に判断することが何よりも大切です。

怖くて優しかった恩師

本章の最後に、長谷川式スケールをつくるようにボクにいった新福先生、つまりボクの恩師について触れておきたいと思います。

新福先生は鹿児島県出身で、ガチガチの研究者ではなく、おおらかなスポーツマンでした。とりわけ野球が大好きでした。ただ、肩をいからせて、慈恵に来たときは何か新しいことをしてやろうと、とても意気込んでおられたから、医局員は恐れをなして近づきませんでした。命令する感じが強いし、仕事には非常に厳しい。ボクも怖くて、最初のころは正直なところ、ちょっと嫌だなあと思っていました。けれど医局長だから、先生のおそばにいなくてはならない。医局員とのつなぎ役として、先生のそばにいつもついていきました。

先生が東北地方の病院などを回られるときも、ずっとお供をしました。しんどい仕事でしたが、先生からは、ほんとうにいろいろなことを教わりました。教わるといっても、先生が、「長谷川君、こうだよ」と、手取り足取りいわれるわけではありません。先生の背中を見て、その技や心を盗み取るといったやり方でした。

先生は慈恵医大のある愛宕山《あたご》（東京都港区）で、地域の人に講演をすることがありました。その講演にボクがついていったときのことです。新福先生が講演の前にチラッとボクのほうを見ました。初めてあんな表情の先生を見たのです。恥ずかしそうな、苦笑いしているような、何ともいえない表情でした。

このときは、地域の人向けの講演ですから、普段、ボクたちに講義をするときのような難しい話ではなく、素人向けに、ずいぶん優しく、嚙み砕いた話をされました。そんな姿を弟子のボクに見られるのが、先生としては照れ臭かったのでしょう。何ともいえない微笑みを見たとき、ボクは先生にとても親しみを感じて、あっ、この人はいい人だなと思ったのです。

ボクは新福先生に育てられました。ボクにとってのほんとうの恩師といえば、もちろん新福先生です。ボクが仕事で功成り名遂げることができたのも、もとはといえば、長谷川式スケールをつくれと新福先生がいってくださったからです。恩師に出会えてよかったと、心からそう思います。

第5章

認知症の歴史

全国を歩いて調査

認知症の診断の物差しとなる長谷川式スケールの開発をするにあたっては、多くの調査をしました。都内の老人ホーム一〇施設でどんな精神障害があるかを調べたり、全国約九〇〇施設にアンケート調査を行なったり。全国の百歳以上の高齢者の調査もしました。老化が知的機能に与える影響や、開発途中のスケールの有効性も調べました。

新福尚武（慈恵医大精神神経科教室教授、社会精神医学研究所所長）、長谷川和夫（慈恵医大精神神経科教室助教授、社会精神医学研究所副所長）、武内貞子（社会精神医学研究所員）の三氏によって書かれた論文「全国施設老人の精神医学的実態調査」（一九六九年、社会精神医学研究所紀要）には、次のような記述がある。

〈厚生省の統計によれば、老年を60歳以上とすると、我が国における老年人口の割合は昭和30年に8・1％（724万人）であったものが40年には9・7％（952万人）、本年44年には、10・3％（1039万人）に増加し、さらに昭和60年には、14％（1674万人）、70年には18％（2247万人）に到達する見込みであり、今日世界でも最も老齢傾向が著しいフランスやイギリスの水準を上回ることが予想されている。

老年人口の増加は、精神医学の領域にも重要な問題を山積させた。つまり、老年人口の増加それ自体と、文明の進歩に伴う社会経済的環境の急激な変化と相まって、老年期の精神障害の増大をもたらし、今後もそれは確実に増加する傾向を示している。

しかしながら、本邦においては、老人の精神障害に関する調査資料は極めて乏しく、しかも全国的規模の実態調査はほとんど無いといってよい。

これは、今日なお、老年精神医学が、精神医学の領域でも暗黒の未開の領野であること、老年精神障害の分類自体も確立されていないこと、また、老人の精神機能の判定も、判断するものの立場によって左右され易いこと等の問題によるところが少なくない〉

そうこうするうちに、東京都から「家庭にどれぐらい認知症の高齢者がいるか調べてほしい」といわれました。一九七三年春のことです。

ボクは聖マリアンナ医大の教授に行くことが決まっていましたが、その直前に、短期間でよいから東京都老人総合研究所に来てくれといわれ、赴任していたときのことでした。

当時の都知事は革新知事として知られた美濃部亮吉さんです。依頼が来た前の年に有吉佐和子さんの小説『恍惚の人』がたいへんな評判になっていたので、議会などで都の実態はどうなっているかと聞かれていたようです。

日本は一九七〇年に、六十五歳以上の人口比率が七％を超える「高齢化社会」に突入した（一四％を超えると「高齢社会」という。日本が高齢社会になったのは一九九四年）。

一九七二年に出版された『恍惚の人』は爆発的な売れ行きを見せ、映画化もされた。認知症になった舅《しゅうと》の介護に追われる主婦の姿を描いたもので、介護する家族の姿を通して、家族におんぶに抱っこ状態の福祉施策の貧しさを伝えた。高齢化社会に突入したばかりの日本が直面するさまざまな課題にいち早く光を当て、認知症が家庭にとどまらない社会的な課題であることを浮き彫りにした点で、高く評価される。

その一方で、「恍惚の人」という言葉が独り歩きし、「認知症の人＝何もわからない人、怖い人」という間違ったイメージが広がったことへの弊害も指摘されている。なお、『恍惚の人』は、介護する側の視点で認知症が描かれており、本人（当事者）の視点はまったく出てこない。

この小説により、社会における認知症への関心は高まったものの、国は対応の難しさから、「寝たきり老人」対策を先行した。認知症への本格的な取り組みは、一九八〇年代後半以降となった。

実際にその調査を始めたのは、一九七三年に聖マリアンナ医大の教授になってからです。都内に住む六十五歳以上の人を無作為に五〇〇〇人選んで調査し、対象者を絞り込みました。

六〇〇人近い方が対象となり、医者と心理の専門家がペアになって、公表前の長谷川式スケールの調査票や血圧計、お土産のシーツなどをもち、その方々の家庭に「ごめんください」と訪れました。

納屋で叫ぶ人

家に行くと、患者さんの状態がほんとうによくわかりました。病院にはみなさん、一張羅《いっちょうら》を着てとりすました感じで来られますが、自宅では違います。

ある農家では、馬小屋の隣の納屋に認知症の人が押し込められていて、ワーッと声を出していました。その方は寝たきりではなく、ピンピンしていました。そんな光景をいくつか見ました。

認知症で寝たきりの人が独りきりで、介護する人の姿が見当たらないという家庭もありました。そばには、おにぎりが置いてあるだけです。汗をだらだら流して寝ている方もいました。部屋ではストーブがついていて、こんな暑い部屋に寝かせていたら脱水症になってしまいますよといっても、家族の人は、風邪をひくといけないからと、布団をばんばんかけていました。

これは都内ではなかったけれど、やはり認知症の人が独りでぽつんとお留守番をしていた家庭もありました。庭のなかをウロウロ歩き回りながら、勤めに出た娘さんの帰りを待っていました。そばには、お昼の弁当とみかんだけが置いてありました。訪問中、家族の方に「先生、何とかしてください。こんなにたいへんなんです」と詰め寄られたこともありました。

調査を通じ、病院にいただけではわからないことを、たくさん目にしました。この経験があったからこそ、のちに、在宅ケアや個別ケア――これは、一人ひとりの状態をよく見て、それに合わせたケアをするということですが――の大切さをより深く実感できたのだと思います。

それにしても、当時の認知症の人は悲惨でした。「役立たず」「家の恥」とされ、家庭のなかでも放置されたり、別の部屋に隔離されてしまったり。

家族が家で面倒を見られなくなると、精神科病院や老人病院に預けられました。しかし医療上の治癒は望めないため、ベッドの上で、手や腰を縛られたまま寝かされているだけ。

隔離と収容と拘束。そういう時代でした。

家族の会

聖マリアンナ医大で外来診療をしていると、認知症の方がたくさん来られました。社会も政治も、認知症に本腰を入れて取り組まないとたいへんなことになる、ということがわかってきたのがこのころです。

京都に家族会ができたのは一九八〇年。当時は、「呆け老人をかかえる家族の会」（現・認知症の人と家族の会、本部・京都市）といっていました。ボクはそのころ、海外の学会に行くことが多く、大きな学会では、各国の家族会が集まっている姿をよく見かけました。ところが、日本からは家族会が来ていない。ほかの国では、家族会の代表と専門医がペアになって参加していることが多かったので、そうした情報を、京都の家族会に伝えました。

そこから家族会とのお付き合いができて、二〇〇四年に日本で国際アルツハイマー病協会の国際会議が開かれたときは、ボクも大会組織委員長としてかかわることになりました。

それにしても、一九七〇年代、八〇年代当時は、家族が認知症になっても誰にもいえない、ましてやご近所には絶対にいえないというのが普通で、ご本人はもちろん、ご家族の方もたいへんだったと思います。治療薬がなく、医療は役に立つことができない。介護も、ケアの仕方がまったくわからないという時代でした。

厚生省（現・厚生労働省）内に「痴呆性老人対策推進本部」が設置されたのは一九八六年。当時、保健医療局企画課課長補佐で、対策推進本部の事務局の責任者として仕事をした中村秀一氏（現・国際医療福祉大学教授）は、その時代についてこう語る。

〈厚生省が認知症の対策を意識したのは一九七二年、有吉佐和子の小説『恍惚の人』がベストセラーになったときのことです。国民は痴呆がたいへんな問題であると認識し、その意識は役所も同じでした。そのころ、東京都は美濃部都政の最盛期で、老人福祉対策の充実は一種のブームといった状況でした。

ところが、認知症の人への対策の必要性がわかっても、打つ手がない。正直、よくわからなかったのです、認知症というものが。結局、寝たきり老人対策が先行し、なかなか手が出せない認知症の施策が後回しになってしまいました。『恍惚の人』から約十五年を経て、やっと省内でも、この分野の対策が立ち遅れているので何とかしなければならない、対策推進本部をつくってはどうかという話になりました。それで痴呆性老人対策推進本部ができたのです。

それまで厚生省内でも「アルツハイマー」という言葉を知っている人はいなかったくらいでしたから、「痴呆性老人対策の立ち遅れ」は確かでした。事務局としてとにかく勉強をしなければと思っていたとき、ちょうど、熊本県にある精神科病院での認知症の人への取り組みを記録した映画が完成し、厚生省に推薦の依頼が来ました。羽田澄子監督の『痴呆性老人の世界』というドキュメンタリー映画です。省内への啓発も必要と思い、試写会を開いたところ、非常によい映画で、とても参考になりました。そうして勉強をしながら、対策を検討しました。

本部としてやったことは、専門家会議を設置することや、認知症の出現率の推計などです。在宅の認知症高齢者の出現率は、高齢者人口の四・八%という結果でした。将来推計もやっていて、「昭和九〇年には一八五万人」などとしています。また当時は、認知症の人は、「呆け老人」「痴呆性老人」など、いろいろな名前で呼ばれていたため、せめて呼び名を統一しては、という話になりました。結果、「痴呆性高齢者」にしました。のちに「痴呆」という呼称そのものが問題になりますが、そのときは、まだそこまで行きつかなかったのです〉

国際老年精神医学会の会議開催

一九七三年に聖マリアンナ医大の教授になってから、国際会議や海外での学会に出席することが多くなりました。仕事に奔走し、家族と一緒に過ごせる時間が少なくなるなか、それでも家族の絆は保ちたいと、子供たちの誕生日には「お誕生日おめでとう」と書いたバースデーカードを、多少遅れても航空便で送るようにしていました。

そんなボクに当時十三歳だった長女が、漫画のイラストが描かれた便箋一枚の手紙をくれました。開けてみると、「がんばれパパ　まけるなパパ　くじけるなパパ　やりとおせパパ　はしれパパ」とあります。ほんとうに嬉しくて、おおいに励まされました。いまでも大事にとってあります。もちろん、いちばん最後に「おみやげ　おねがいね〜」という言葉もありましたが。

一九八五年にスイスで開かれた会合に出席していたときのことです。この会合で、国際老年精神医学会の第四回の国際会議をどこでやるかが議論のテーマになりました。

国際老年精神医学会の最初の会議は一九八二年にエジプトで開催。第二回は八五年にスウェーデン、第三回は八七年にアメリカで開催された。

複数の国が名乗りを上げるなか、「アジアはまだだから、日本でやってはどうか」という声が、ドイツの研究者から上がりました。そして突然、ボクが指名されました。

「えっ。どうしよう」

そのとき、日本にはまだ老年精神医学の学会がありませんでした。そんな状態で国際会議を引き受けても大丈夫だろうか。一瞬迷いましたが、ここで断ったら今度はいつ、日本に回ってくるかわかりません。

「やります」

即答して、第四回の国際会議を日本でやることが決まりました。

さあ、それからがたいへんです。日本に帰るなり、当時、大阪大学にいらした故・西村健先生に連絡をとり、日本の学会をまず創設しなければならないが、どうしましょう、と相談しました。ぜひやりましょう、と西村先生がいってくださり、一〇〇万の味方を得た気持ちになりました。日本老年精神医学会を研究会のかたちで設立し、第一回会合を開いて国際会議を開催する体制を整えました。

第四回の国際老年精神医学会は、一九八九年九月、東京・新宿のホテルで開催された。

ボクは大会長です。遠い異国の島国まで、はたして何人の研究者が来てくれるのか、ほんとうにうまくいくのだろうかと、直前まで不安でした。でも、海外の著名な精神科医たちがどんどん集まってくれました。約七五〇人の参加者中、三～四割が海外からの参加でした。

アメリカのフォルスタイン先生も来日され、親交を深めることができました。長谷川式スケールの一年後に公表され、いまや世界中で使われている認知症の診断スケール「ＭＭＳＥ」を開発した方です。大会の成功は、日本での開催を意義ある会議にしようと、協力してくれた諸先生方のおかげです。

日本の精神医学の歴史のなかで初の国際会議の開催は、大きなトピックとなりました。その実現を決めたのは、人と人とのつながりです。絆と運と決断の大切さを身に染みて感じた出来事でした。

介護保険スタート

海外や国内を飛び回るなか、第4章で述べたように、一九九一年、「改訂長谷川式簡易知能評価スケール（ＨＤＳ-Ｒ）」を公表しました。質問数をなるべく少なくしようと、一一問から九問に減らしたこともあり、その選定にはずいぶん迷い、時間もかかりました。

共同研究開発者である加藤伸司さんからも、先生、早く選定してくださいと、何回も催促が来ました。

ある研究会に講演を頼まれて出たときには、司会者から「長谷川式スケールを変えると聞いていますが、どのように変えるのですか」と質問をされました。とっさに「それは企業秘密です」と答えると、会場が爆笑の渦に包まれたこともありました。

ボクは一九九三年に聖マリアンナ医大の学長に、一九九九年には副理事長になりました。

認知症のケアを振り返ると、二〇〇〇年に介護保険制度が始まったのは、やはり、とても大きな出来事だったと思います。高齢者の介護は家族だけの問題ではなく、社会全体の問題だとはっきりいったわけですから。「介護の社会化」です。介護保険がスタートするのと同じ年に、「成年後見制度」も始まりました。

二〇〇〇年四月から、年金保険、医療保険などに次ぐ公的な社会保険制度として介護保険制度がスタートした。四十歳以上の国民が介護保険料を負担し、原則六十五歳以上で介護が必要だと認定された人が介護サービスを受けることができる。特別養護老人ホームなどの施設サービス、ホームヘルプサービス（訪問介護）などの在宅サービスがある。少人数の認知症高齢者が家庭的な雰囲気のなかで暮らす「グループホーム」は、認知症介護の切り札とされた。

当初（二〇〇〇年四月）、一四九万人だった利用者数は、二〇一八年四月には四七四万人と約三・二倍に増加し、介護保険制度は、高齢者の介護になくてはならないものとして定着した。

成年後見制度も同時にスタートした。成年後見制度は、認知症、知的障害、精神障害など判断能力の不十分な人の財産や権利を後見人などが守り、生活を支援する仕組み。制度発足当時、介護保険制度と成年後見制度は、クルマの両輪といわれた。

高齢化が進み、認知症の人が増えるから介護の人材をしっかり育てる必要がある

と、認知症ケアの専門のセンターが東京、仙台、大府《おおぶ》（愛知県）の三カ所につくられました。東京センターの長にボクが就いたのも二〇〇〇年で、この分野のリーダーになる人たちの養成研修を始めました。

「痴呆」は侮蔑的

あれは二〇〇四年の春だったと思います。認知症ケアの三センターの長の集まりで、大府のセンター長から「痴呆」という言葉に対する問題提起がありました。当時は、医療現場でも、行政用語でも、痴呆というのが当たり前でした。でも痴呆の予防啓発を進めようとしたら、市民から「失礼な。そんな侮蔑的なものに参加したくない」といわれたというのです。

差別的に使っていたつもりは毛頭ありませんが、いわれてみればひどい言葉です。これは何とかしなければと思い、呼称を変える要望書を三センター長の連名で厚生労働大臣宛てに出しました。これを受け、痴呆に代わる用語を検討する委員会が開かれることになり、ボクも委員の一人として参加しました。最初の会合は二〇〇四年六月に開かれました。

痴呆は医学・行政用語としてだけでなく一般にも広く用いられていたが、高齢化が進むなか、「あほう」「ばか」などの侮蔑的な意味をもつこの言葉はふさわしくないと、国は用語変更の検討会を開催した。「『痴呆』に替わる用語に関する検討会」の委員には、井部俊子（聖路加看護大学長）、高久史麿（自治医科大学長、日本医学会長）、高島俊男（エッセイスト）、辰濃和男（日本エッセイスト・クラブ専務理事）、野中博（日本医師会常任理事）、長谷川和夫（高齢者痴呆介護研究・研修東京センター長、聖マリアンナ医大理事長）、堀田力（さわやか福祉財団理事長）の七人が選ばれた（五十音順、敬称略、肩書は当時）。

痴呆という言葉の由来を調べた厚生労働省の資料によると、認知症を表す「Dementia」は、明治初期の医学用語書「医語類聚《るいじゅう》」では「狂ノ一種」と訳されていた。その後、「痴狂」「瘋癲《ふうてん》」「痴呆」などと訳されたが、明治末期に日本精神医学の権威、呉秀三《くれしゅうぞう》が「狂」の文字を避ける観点から「痴呆」を提唱して、それが定着した。だが、「痴」には「おろか」「くるう」、「呆」には「ぼんやり」「魂の抜けた」などの意味があり、痴呆は「あほう・ばか」に通じる侮蔑的な表現であったことから、二〇〇四年になって、国は変更することにした。

三文字がいい

念頭に置いたのは、一般の人にわかりやすく、不快感や侮蔑感を覚えさせないものにすることです。一般の人からも意見を募ったところ、六〇〇〇件を超える応募があり、関心の高さを感じました。

国民からの意見募集の結果は以下のとおり。

一般的な用語や行政用語として「痴呆」という言葉が用いられる場合、不快感や軽蔑した感じを「感じる」は五六・二%、「感じない」は三六・八%。

病院等で診断名や疾病名として使われる場合、「痴呆」という言葉に不快感や軽蔑した感じを「感じる」は四八・九％、「感じない」は四三・五％。

痴呆に替わる用語として六つの候補から選ぶ場合の順位は、「認知障害」（一一一八人、二二・六％）、「認知症」（九一三人、一八・四％）、「記憶障害」（六七四人、一三・六％）、「アルツハイマー（症）」（五六七人、一一・四％）、「もの忘れ症」（五六二人、一一・三％）、「記憶症」（三七〇人、七・五％）だった。

検討会では、「認知症」が最も適切であるとする報告書を同年十二月にまとめた。理由として、次の四点が挙げられた。
①「認知障害」は国民からの意見募集で一番高い得票数であったが、一方で、次点の「認知症」とあまり大きな差はなく、また、自由記載で「認知」を含む用語の提案が多かったことも勘案すると、「認知」系の用語の支持が最も高かったと考えることができる。
②「認知障害」については精神医学の分野でこれまで多様に使われており、これを新用語とした場合には、「痴呆」としての意味が混同して混乱を招くおそれがある。一方、「認知症」は新たな語であるので、こうした混乱のおそれはない。

③一般的な用語や行政用語と医学用語は別個のものとして存在しうるが、できれば同一であることが望まれる。医学用語として採用される蓋然《がいぜん》性は「認知障害」より「認知症」の方が高いと考えられる。

④「～障害」とした場合には症状が固定している印象を伴うが、痴呆については、一部治癒若《も》しくは症状が安定する場合がある一方で、多くの場合は進行性であることから症状は固定しておらず、こうした実態に合わない面がある。

また、検討会の報告書では、用語の変更を広報するだけでなく、誤解や偏見の解消に努める必要があることも言及された。

「認知症」は日本語としてどうかという意見や、拙速に決めすぎだという意見もありましたが、ボク自身は認知症がよいと思っていました。痴呆は二文字です。これを四文字にするとなると、長すぎます。三文字なら短くてわかりやすい。認知機能が障害を受けるわけだから認知症がよいのではないかと思って、あらかじめ専門医、教授に聞いて回りました。「どうだろうか」というと、みんな、「それはいいんじゃないですか」というから、そうしたのです。十二月末に報告書が出て、以降、すっかり認知症という言葉が浸透しました。

京都国際会議

認知症ケアを語るうえで、二〇〇四年は忘れられない年です。名称変更もそうですし、国際アルツハイマー病協会の第二十回国際会議が十月に京都で開かれ、認知症のご本人がみなさんの前で話をされたからです。

会議を主催したのは「国際アルツハイマー病協会」(本部・ロンドン)と、その加盟団体である日本の「呆け老人をかかえる家族の会(現・認知症の人と家族の会)」。家族の会は、認知症への誤解や偏見が強かった一九八〇年に発足。介護に悩む家族同士の交流や電話相談、会報の発行、認知症への理解を促す普及啓発、調査研究、行政への要望などを行なってきた。

認知症の人が増えるなか、各国との情報交換は大切です。「呆け老人をかかえる家族の会」のご努力で、日本で初めての国際会議が実現することになりました。ボクは京都の国際会議の組織委員長を務めることになりました。

はたして国際会議に多くの人が集まってくれるだろうか。不安な気持ちで当日、会場に行くと、予想を大幅に上回るたくさんの人が開場を待っていてくれました。三日間の会議で最も印象的だったのは、認知症のご本人が実名で、顔も出してご自分のお話をされたことです。これはすごいことです。隔離と収容と拘束の時代から、ようやくここまできたか、と思いました。

登壇したのは当時五十七歳の福岡県の越智俊二さん。「もの忘れが始まって十年になる。病気になってほんとうに悔しい。よい薬ができてこの病気が治ったら、もう一度働きたい。妻にいままでの苦労のお返しをしたい」とスピーチし、会場は大きな拍手に包まれた。

当事者の声を伝える先駆者であるオーストラリア在住のクリスティーン・ブライデンさんも夫のポールさんと来日され、「私たちのことを私たち抜きに決めないで」と話されました。

オーストラリアの政府高官だったクリスティーンさんは一九九五年、四十六歳のときに認知症と診断された。絶望のすえ、認知症になっても人は敬意を払われ、尊厳を保つべき価値があると訴え、世界の認識を変えた。

スピリチュアル・ケア

長谷川さんは、かつて受けたインタビューでブライデンさんに関し、こう述べている。

〈彼女の著書は2冊、日本語訳されています。1冊目は『私は誰になっていくの?』。数年後に書かれた2冊目は『私は私になっていく』。邦題からもわかるように1冊目の時点では自分のアイデンティティが失われていくことを恐れていました。

それはこういうことなのです。認知機能は脳表面にあって、親の躾や学校の教育、社会から受けた教育など長年にわたるインプットの集大成です。この「認知脳」の下には喜怒哀楽の「感情脳」があります。そして、さらにその下には人間の核になる、その人らしさが詰まった脳があります。アルツハイマー病ではいちばん上の「認知脳」の機能が失われ、次に「感情脳」が壊れていくのです。

ブライデンさんは、やがて感情さえ壊れ、自分はどこへ行くのだろうと不安でいっぱいだったのです。ところが2冊目を書くころにはこの心配は消え、自分らしさだけの脳になって「私は最も私らしい私に戻る旅に出るのだ」と思い直した。「だから私を支えてください」といっているのです。私は、心のいちばん深くにある、最もその人らしい、その人の存在そのものを支えることがスピリチュアル・ケアなのだと思いました。認知症と介護の分野に携わらなかったなら、私はこの存在の重要さに気づかなかったと思います〉

（『もっと知的に美しく・アール　R』二〇〇八年二月号より）

ボクにとっては二〇〇五年も忘れられない年です。センター長を務める認知症ケアの施設に天皇、皇后両陛下（現・上皇、上皇后）がお見えになったからです。認知症の症状を和らげる研究のためにつくられた「回想法」の部屋には、ぞうりやミシンなど、大正や昭和のころに使われた品々が展示されています。天皇陛下が皇太子時代、アメリカ・ハリウッドを訪れた際のことが書かれた昔の雑誌もご覧いただきました。懇談を通じて、認知症へのご関心の高さを伺うことができました。敷地内にある介護施設では、高齢者一人ひとりに励ましの言葉をかけてくださり、感激しました。忘れられない一日でした。

進む日本の政策

厚生労働省が二〇〇三年にまとめた報告書「２０１５年の高齢者介護」には、これまでの寝たきり対策だけでなく、認知症を含んだ精神障害対策を重視していく必要性が書かれている。二〇一五年には、「地域包括ケアシステム」の構築をめざすなかで、認知

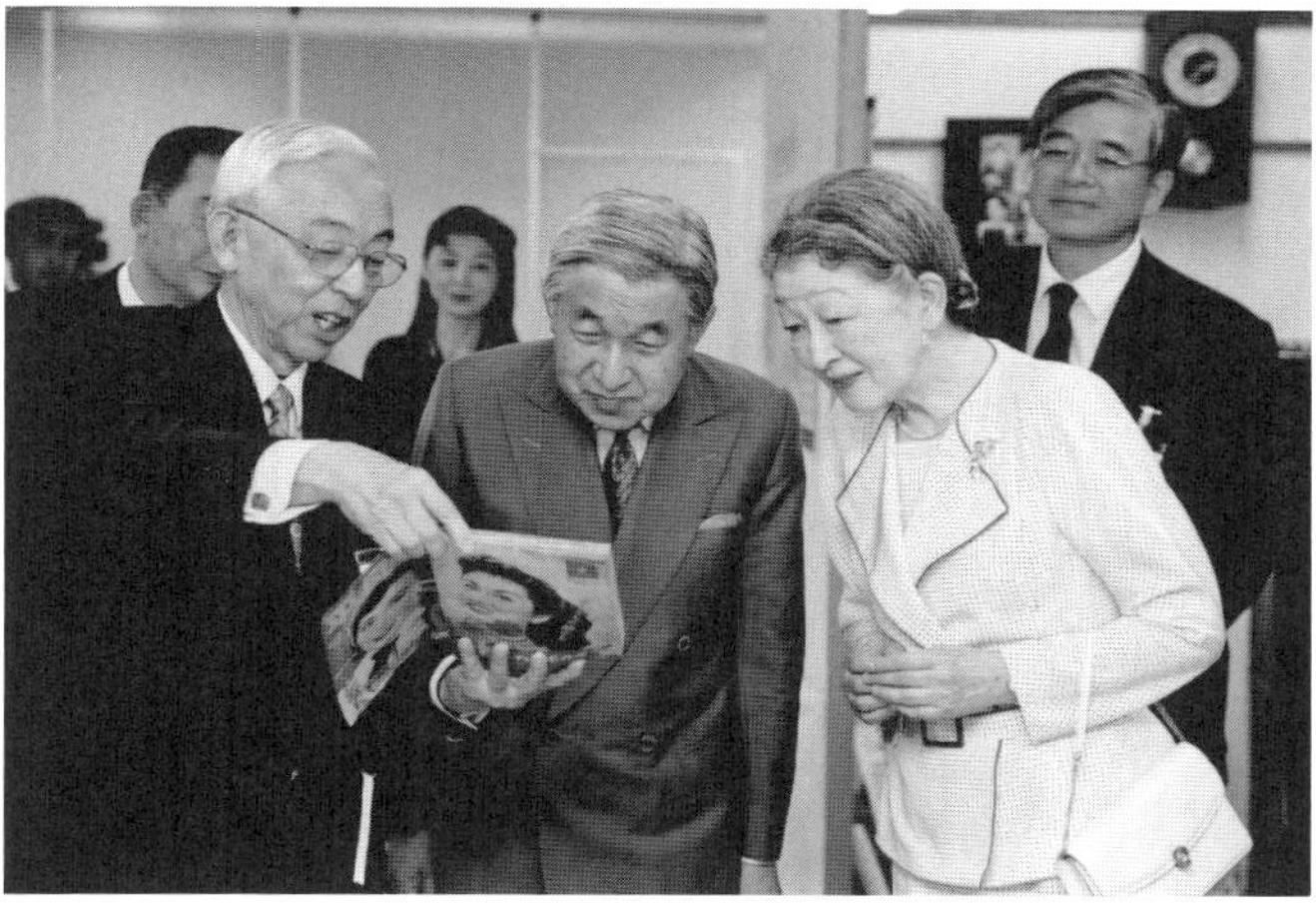
天皇・皇后両陛下（当時）に説明する長谷川さん

症の人の意思が尊重され、できるかぎり住み慣れた環境で自分らしく暮らし続けることができる社会をめざして、「認知症施策推進総合戦略（新オレンジプラン）」が策定された。

新オレンジプランは、①認知症への理解を深めるための普及・啓発の推進、②認知症の容態に応じた適時・適切な医療・介護等の提供、③若年性認知症施策の強化、④認知症の人の介護者への支援、⑤認知症の人を含む高齢者にやさしい地域づくりの推進、⑥認知症の予防法、診断法、治療法、リハビリテーションモデル、介護モデル等の研究開発及びその成果の普及の推進、⑦認知症の人やその家族の視点の重視――の七つの柱からなる。

認知症の人やその家族の視点を重視することは、柱に沿って施策を推進する際の共通の基本理念とされている。

二〇一九年には、政府は認知症施策推進のための大綱を公表した。「共生」と「予防」を二本柱に、本人主体の社会を築くとしている。施策を実効性のあるものにするため、認知症基本法の法案も二〇一九年の通常国会に与党から提出された。認知症になっても安心して暮らせる社会づくりは、日本だけでなく、高齢化が進む世界共通の課題となっている。

海外輸出

いま、インドネシアやフィリピンから人を呼んで日本で介護をしてもらっていますが、彼らは褥瘡《じょくそう》とか、鬱《うつ》とか、難しい漢字を覚えなければいけません。これらの字は日本人でもなかなか書けません。そうした漢字は、外国の人が自分の国に帰ったら役に立ちません。そうではなくて、日本から介護や看護に習熟している人たちを派遣して、向こうの文化や風土に合うようにして教えて差し上げたらどうでしょう。日本ではこうしていますが、その国の実情に合わせて、法律の内容も含めて教えて差し上げれば役に立つのではないかと思います。

東南アジアは日本よりも高齢化のスピードが速いそうです。それでたいへん困っている。東南アジアには、一〇〇〇ものベッドがある介護施設もあると聞きました。そうした大施設だと、隔離や拘束が起きて、かつての日本のような状態になりかねない。それは不幸なことで、日本の進んだ施策や技術を教えて差し上げたらよいと思うのです。とてもよい国際貢献になるはずです。

福岡県の大牟田市をはじめ、認知症の人が安心して暮らせる街づくりが考えられるようになってきました。たんに見守るだけでなく、その人とともに歩むようなケアが広まってきた気がします。

また、日本には介護保険が始まる前から「宅老所」といって、民間の人たちが始めた優れたケアがありました。少人数で、まるで家庭にいるような感じで暮らしの支援を受けられます。

少人数で家庭的なケアを行なうサービスとして「グループホーム」「小規模多機能型居宅介護」などがある。一人ひとりの個性や生活のリズムに合わせた「個別ケア」の考えも広まってきた。

高齢化はどの国でも進んでいるので、認知症は世界的な課題といえます。繰り返しになりますが、そこで、高齢化と長寿化が進んでいる日本が役に立てることは、たくさんあると思うのです。

二〇一三年にはロンドンで「G8（主要八カ国首脳会議）認知症サミット」が開かれた。WHOやOECD（経済協力開発機構）も、認知症の課題に取り組んでいる。スウェーデンでは、シルヴィア王妃の支援のもと、二〇一五年から認知症の国際会議「Dementia Forum X」が開かれ、認知症に関する諸課題が話し合われている。

第6章

社会は、医療は何ができるか

クルマの運転

認知症になって、もの忘れが甚だしいし、自分がやったことの確かさがはっきりしなくて、とても不便であるというお話を前にしました。ただ、それでも、とくに人さまの前の出るときには大丈夫なように装って、大丈夫だぞ、と自分自身に言い聞かせ、少し嘘をつくような感じでやっていたら、それなりに大丈夫だということがわかってきました。別に誰かを騙すわけでもないし、そうした努力をすることは、よいことではないかと思っています。

ただ一つ、よくないこと、決してやってはいけないことがあります。それはクルマの運転です。これだけは絶対、やめたほうがよい。事故を起こして、人を傷つけたらたいへんです。

ボクは、じつは、クルマが大好きです。以前は自分でクルマを運転していました。若いとき、アメリカにいたころは運転するのが当たり前でしたし、日本に戻ってからも、大学病院などへの通勤はもっぱらクルマでした。

最初に乗っていた車種はマークⅡ。次はベンツ。ぜいたくをしないボクが「これだけは」といったので、家内も買うことを認めてくれました。でも、八十歳のころ、車体をこするようなことがあり、これはいけない、危ないと思ってすぐにやめた。未練を残して、小さなクルマなら大丈夫じゃないかとあとで思ってしまうといけないと考え、思い切って運転免許証を返納しました。

運転免許証は身分証明書にもなるし、ちょっと先走ったかなと思ったときもありました。でも、そのまま持ち続けていたら、やはり運転したくなりますから。いまでは、歩けるところは歩くけれど、転ぶことも増えてきたので、ほとんどタクシーを使っています。

高齢ドライバーの増加に伴い、「認知症とクルマの運転」が社会の大きな課題として浮上した。

二〇一七年三月に施行された改正道路交通法では、七十五歳以上の人が免許を更新する際、認知機能検査で「認知症のおそれ」ありと判定されたら、医師の診断を受けることが義務づけられた。それまでは、「認知症のおそれ」ありと判定されても、違反や事故などがなければそのまま運転し続けることができた。義務づけによって受けた診断で、認知症と医師から診断されると、免許取り消しや停止になる。

警察庁によると、二〇一八年の一年間に認知機能検査を受けた七十五歳以上の高齢者ドライバー二一六万五三四九人中、二・五%にあたる五万四七八六人が「認知症のおそれ」と判定された。「認知機能低下のおそれ」を合わせると、約二七%の人に認知機能の衰えが認められた。

また、二〇一八年に死亡事故を起こした七十五歳以上の高齢ドライバーは四六〇人。事故前に認知機能検査を受けた四一四人中、「認知症のおそれ」ありとされた人は二〇人(四・八%)、「認知機能低下のおそれ」ありとされた人は一八四人(四四・四%)だった。

高齢ドライバーによる事故多発を受け、運転免許証を自主的に返納する人も増えている。ただし、バスや電車などの公共交通機関が少ない地域では、運転ができなくなると、買い物や通院など、日常生活に支障をきたすことになりかねない。クルマを運転しなくても生活に困らないような街づくりが急がれている。

一方で、認知症というだけで運転を一律に制限するのはどうかという意見もある。能力に応じて運転できる車両や地域、道路などを限定する「限定条件付き運転免許」を取り入れたらどうかといった意見もある。こうした動きを受け、政府は、自動ブレーキや踏み間違い時の加速抑制装置がついた「安全運転サポート車」のみを運転できる限定免許の導入に向けての検討を進めている。

絵本づくり

幼いときから認知症への理解を深めておくことは大事です。だから、認知症に関する絵本をつくりたいと以前から思っていました。認知症は別に怖いものではないし、たとえおじいちゃんやおばあちゃんが認知症になったとしても、あなたのおじいちゃんやおばあちゃんであること自体が変わってしまうわけではないということを、子供たちにきちんと学んでおいてほしいと思ったからです。

そもそも、昔、アメリカの絵本を見て、いいな、いつか自分もつくりたいなと思っていました。その絵本は"Grandpa doesn't know it's me"というタイトルです。一九八六年にアメリカで出版され、日本では『わすれないよ、おじいちゃん』(日本評論社)という邦題で、一九九〇年に出版されています。

これは、認知症になったおじいちゃんと、孫にあたる女の子の物語です。当時、ボクは聖マリアンナ医大の教授でしたが、この邦訳本に紹介文を書いています。そこには、「家族とのあたたかい交流こそが、痴呆(原文ママ)のおとしよりには是非とも欠かせない栄養です」としたためました。

自分で絵本をつくるにあたっては、アメリカの絵本とは逆に、認知症になったおばあちゃんと孫の男の子の話にしました。近所に住んでいて、いつもニコニコ迎えてくれ、庭の畑で育てた野菜や果物を食べさせてくれる大好きなおばあちゃん。そのおばあちゃんが、一緒にランドセルを買いに行く約束を忘れたり、迷子になるなど、「いろいろわすれるびょうき」になってしまうという話です。

だいじょうぶだよ

この絵本には、わが家の体験も入れてあります。

昔、わが家の近くに家内の両親が住んでいました。ある晩、家内とボクと下の娘が食事に行ったところ、アルツハイマー型認知症となった家内の父親がこういったのです。

「みなさまはどなたさまですか？　どなたかわからなくて困っているんです」

とても不安そうな様子に、ここまで症状が進んでしまったかと家内もボクもショックを受けて、シーンとしてしまいました。どうしようか、何と答えようか。そう考えていると、下の娘がこういいました。

「おじいちゃん、私たちのことをわからなくなったみたいだけど、私たちはおじいちゃんのことをよく知っているから大丈夫。心配いらないよ」

それを聞いて、義父はとても安心したようでした。

こうしたときに「なぜ、わからないの」「何をいっているの？　しっかりしてちょ

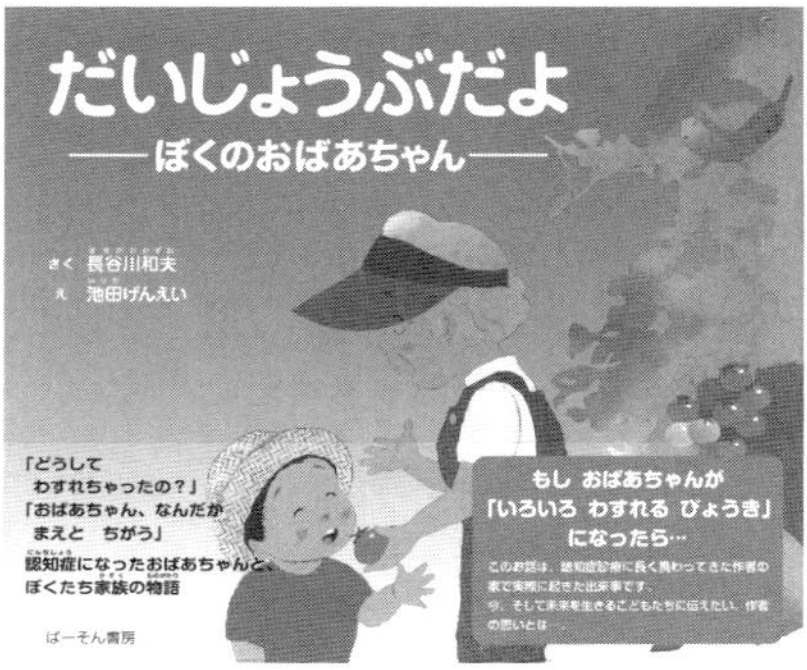

長谷川さんがつくった絵本『だいじょうぶだよ――ぼくのおばあちゃん――』

うだい」などといってはいけません。余計に混乱させ、不安な気持ちを強めてしまいます。

ついでにいうと、認知症になると、周囲はこれまでと違った人に接するかのように、叱ったり、子供扱いしたりしがちです。だけど、本人にしたら自分は別に変わっていないし、自分が住んでいる世界は、昔もいまも連続している。たしかに失敗や間違いは増えるけれど、認知症でない人でも間違えることはあるでしょう。認知症になると、無視されたり軽んじられたり、途端に人格が失われたように扱われるのは、ひどく傷つきますし、不当なことです。

ボクがつくった絵本『だいじょうぶだよ――ぼくのおばあちゃん――』（ぱーそん書房）は、二〇一八年十月に無事完成し、出版されました。絵を担当してくれたのは、貼り絵作家の池田げんえいさんです。和紙のちぎり絵の手法も使いながらつくったそうで、色がとても綺麗です。絵本に出てくる芋虫やカマキリは、いまにも動き出しそうなくらい生き生きとしています。この絵本は、小学校低学年はもちろん、小学校に入る前の子供たちにも読み聞かせができます。

認知症の人は「怖い人」ではなく、みんなと同じ世界に住んでいて、一緒に楽しく暮らしていきたいと思っているんだよ——。子供たちにはそれを心で感じてほしい。子供だけでなく、大人にも読んでもらって、認知症に対する理解を広げてもらえたらと願っています。

地域ケア

地域ケアという言葉が盛んに聞かれるようになってきました。これはとても大切なことだと思います。

子供の数が少なくなり、高齢者が増え、家族や地域の絆が薄れたといわれますが、地域ケアがあるかどうかで、安心感が大きく変わってきます。

　認知症になって、地域ケアの重要性をあらためて感じています。自宅近くにある幹線道を渡っているとき、ボクは、真ん中あたりで転んで倒れてしまったことがあります。そうしたら二人の男性が車をとめて、ボクを安全な場所まで運んでいってくれました。そのあと女性が来て、ボクのことを「見かけたことがあります。近所に住んでいますから」といって、家まで送ってくれたのです。


　地面に顔を打ちつけてしまったから血だらけになっていて、自分ではあまり痛みは感じていませんでしたが、けっこうひどい状態だったようです。その女性は家までボクを送ってくれたあと、家内にも会って状況を説明してくれて、そこでボクはやっと落ち着くことができました。

　これこそ地域ケアだと思います。地域全体で、きちんと見てくれる。必要なときには手を差し伸べてくれる。お互いを大切に思い、ぬくもりのある絆をつくって日々を暮らしていくことが地域ケアであることを、身をもって感じています。

水曜会

　ここまで、認知症に対して社会が考えるべきことについて述べてきましたが、医療は何ができるかということについても、触れておきたいと思います。

　一九七三年に聖マリアンナ医大の教授となり、翌年、長谷川式スケールを公表しました。そのせいか大学の病院の外来には、認知症の患者さんが各地からたくさん訪れるようになりました。

　付き添ってくるご家族の悩みは切実です。「家にいるのに『帰る』と言い張ります」「何度も同じことをいうので疲れます。どうしたらよいですか」……。

　こうした悩みに外来診療でじっくり答えるのは難しい。そこで外来の延長として、独自にデイケアを始めることを考えました。

　そもそも、治療法がないという状況にあっては、認知症の患者さんとご家族にとって、医師や医療はほとんど役に立ちません。無力です。でも、医者として何とかしたい。そういう思いが常にありました。診断し、病名を告げてそれで終わりというのではなく、そこからできることを医療者としてもやっていきたいと思っていました。

デイケアを外来の延長として始めてはどうかという構想を看護師たちに相談すると、すぐさま、「先生、やりましょう」といってくれました。一九八三年からスタートすることにしましたが、参考にすべきものは何もなく、まさに手探りでした。

厚生省（現・厚生労働省）が「痴呆性老人対策推進本部」を設置したのは一九八六年。老人性痴呆疾患治療病棟、老人性痴呆疾患デイ・ケア施設を創設したのは、一九八八年のことだった。

一九八七年にまとめられた政府の痴呆性老人対策推進本部の報告書には、以下のような記述があり、時代が窺えて、当時の証言として興味深い。

〈痴呆をその原因で区分すると脳梗塞・脳出血などの脳卒中による脳血管性痴呆と、原因不明の脳の変性疾患によるアルツハイマー型痴呆とが代表的であるが、我が国においては前者が後者よりも多く、欧米諸国とは対照的である。また、アルツハイマー型痴呆は、初老期に好発するアルツハイマー病と老年期に好発するアルツハイマー型老年痴呆とに分けられる。（中略）在宅で介護を行っている者は痴呆性老人の妻、嫁又は娘である場合が多く、介護者自身が高齢、病弱であったり、核家族化、居住環境などにより、家庭における介護は困難となっている。また、女性の社会進出の増加等により、在宅介護と勤務等との調整の問題が一層浮き彫りになっている〉

毎週水曜日の日中に、ご本人七～八人とご家族の方が見え、数カ月たったら次の方たちと交代します。曜日にちなみ、「水曜会」と名づけられました。

目的の一つは、ご本人の心の働きを活発にすることです。時間や場所がわからなくなっても感情は残りますから、いろいろな刺激を受けることが大切です。

もう一つは、ご家族への支援です。介護はやはりたいへんですから、職員が相談に乗って少しでも安心していただくと同時に、症状についての医学的な説明やケアの助言なども行ないました。

血圧と体調をチェックして、昼食を挟んで歌や体操、ボウリングなどをします。ボウリングはルールが簡単で結果もわかりやすいので、とても好評でした。

最近の出来事を忘れても昔のことは覚えている方が多いため、昔の写真やお手玉などを用意し、みんなで「思い出語り」もしました。いわゆる回想法です。

そして一日の終わりには、反省会を行ないます。ほとんどの人が朝から何をしたか忘れてしまいますが、覚えていたときは笑顔になります。

マジックミラー

水曜会の部屋に、こちらからあちら側は見えるけれど、あちら側からは鏡になって見えないマジックミラーがありました。

最初、認知症の方とそのご家族が固まってしまい、離れなかったため、ご家族にマジックミラーの向こう側に行ってもらいました。そこから様子を見ていたご家族が、「お宅のお年寄り、お元気ですね」「あれ、あんなに笑っている」などと互いに話しはじめたのです。それまでは、自分のおじいちゃん、おばあちゃんしか見ていなかったのが、ほかの高齢者と比べることで客観的な視点をもつことができ、ゆとりが生まれました。そこでさまざまな発見があったのは、マジックミラーの思わぬ効果でした。

こんなこともありました。かつて水曜会に参加していた人たちがボクのところにやってきて、このあいだ、みんなで箱根の温泉に行ったというのです。大丈夫でしたかと尋ねたところ、おかげさまで、いままでは内風呂にしか入れなかったのが、みんなで行くと認知症の人を交代で見ていられるから、大風呂に入ることができました。夜中に星を見て、露天風呂にも入れるなんて、ほんとうに楽しかったです、と答えられました。

試行錯誤から始まったデイケアは、十三年ほどで幕を閉じることになりました。行政の取り組みも進んできて、一定の役割を終えたと考えられたからです。ボク自身、悪戦苦闘しながらもデイケアを始めて、認知症のご本人とご家族の悩みや苦しみ、悲しみ、そして希望を共有させていただくことができました。診察室のなかだけでは、なかなか、わからなかったことです。そこからじつに多くのことを学びました。

深い無力感

認知症における医療の無力さを痛感しつつ、何とかしたい、医者としてこの分野で尽力したいと思う過程で、忘れられない人がいます。

外来患者として来ていたキリスト教の牧師さんで、綺麗な大きな目が印象的な方でした。まだ五十代前半で、若年性のアルツハイマー型認知症の疑いがあり、強い頭痛を訴えていました。奥さまによれば、礼拝時にオルガンやピアノの演奏をされたり、賛美歌の指導をされたりと、教会音楽にたいへん造詣が深かったそうです。ところが、賛美歌を弾いているときにどこを弾いているかがわからなくなったり、クルマの運転もおぼつかなくなったりといったことが増えてきたというのです。

ボクは主治医としてかかわりましたが、当時は認知症に関する薬もありません。診療をしていると、医者として忸怩《じくじ》たる思い、深い無力感に襲われました。

結局、その方は教会をやめて故郷に帰ることになり、そこでボクにできたことといえば、専門医への紹介状を書くことだけでした。

それから二十年くらいたったころ、奥さまとたまたまお会いする機会がありました。彼はすでに亡くなられていましたが、認知症がそうとう進み、ご家族はずいぶんご苦労されたとのことでした。

亡くなられたあと、書棚から、その方が五線譜に書かれたメモが見つかったとのことで、奥さまが見せてくださいました。

「僕にはメロディーがない　和音がない」

「あの美しい心の高鳴りは　もう永遠に与へ（原文ママ）られないのだろうか」

「いろんなメロディーがごっちゃになって気が狂い相（原文ママ）だ」（以上、一部抜粋）

そこには悲痛な叫び、心のうめきが書かれていました。それを読んだとき、ボクは言葉を失いました。認知症の人の思いを、自分はほんとうにわかっていたのだろうか、という思いにとらわれたからです。一方で、五線譜に書かれた文字を見ながら、認知症の研究や診療をボクは何が何でも続けていくぞという決意を、あらためて固めたのです。

認知症は治りません。だからそれを医者として専門にすることは、かなり変わり者だと思われていました。医者は「治してなんぼ」の世界です。大方の医者は、老年医学や認知症の医療にはそっぽを向いていました。でも、ボクは、認知症の人とかかわるようになって、悲しんだり苦しんだりしている人の力になりたいと思った。この牧師さんのような方たちの心の叫びから、絶対に逃げてはいけないと思ってやってきました。五線譜のメモを見て、あらためて認知症の診療やケアに向き合っていく力を与えていただいたのです。

有効な薬

国際老年精神医学会の会議を日本で初めて開くのに忙しかった一九八九年は、認知症の薬の臨床試験が始まった年でもありました。アルツハイマー型認知症の薬として知られる「アリセプト」です。臨床試験が始まり、ボクも治験統括医師としてかかわるようになりました。

「アリセプト」（一般名はドネペジル塩酸塩）は、当時、エーザイ筑波研究所にいた杉本八郎氏らによって開発された。一九九九年、厚生省（現・厚生労働省）の承認を得て発売された。アリセプトはアルツハイマー型認知症に対して世界でもよく使われる薬に成長した。

薬の臨床試験では、実薬と偽薬を使って観察と評価を重ねます。期待していたほど成果が挙がらずに落胆したこともありましたが、何とか有効なデータを得ることができました。

この薬で認知症は治せません。症状の進行を抑制するだけです。でも、薬が登場した意味はとても大きいと、ボクは思っていました。認知症にかかわるようになった一九六〇年代後半からこの薬が登場するまで、アルツハイマー型認知症に有効な薬はなく、医者としての無力感を味わっていたからです。

昔は、脳梗塞や脳出血による認知症が多く見られました。もちろん、それはそれでたいへんですが、脳梗塞などを起こしにくくする予防法も考えられましたし、脳の代謝を活発にする薬が間接的に効果を生むケースもありました。しかし、アルツハイマー型認知症はお手上げでした。診断はできても、それ以上やれることがない。ご本人も、ご家族もつらい思いをしているのにもかかわらず、です。医者として、これほどもどかしいことはありません。

そうしたなかで、不完全ながらも、ようやく一定の有効性をもつ薬が出てきた。「症状を抑えることができますから、やってみましょう」「一緒に考えるので、何でも相談してください」。こう患者さんにいえるようになりました。医者は診断だけをすればよいわけではない。できれば治療手段をもち、「一緒に考えましょう」と患者さんにいえるのが本分であり、診療であると思います。

アリセプトは二〇一四年、幻視などが特徴のレビー小体型認知症の症状抑制薬としても承認された。

現在、日本で使用可能な認知症の治療薬（保険に収載されているもの）は四剤ある。ドネペジル塩酸塩（商品名アリセプト）、ガランタミン（商品名レミニール）、リバスチグミン（商品名イクセロンパッチやリバスタッチパッチ）、それにメマンチン塩酸塩（商品名メマリー）だ。ドネペジル塩酸塩には後発医薬品（ジェネリック医薬品）がある。

脳内にはアセチルコリンという、覚醒作用や賦活（活力を与えること）作用をもつ重要な神経伝達物質がある。このアセチルコリンをつくる細胞が、アルツハイマー型認知症の脳内では減っていく。アセチルコリン分解を抑えることでアセチルコリン減少を補う薬剤が、ドネペジル塩酸塩だ。

ドネペジル塩酸塩が出たあと、同様の働きをもつガランタミンやリバスチグミンが開発された。これら三剤の副作用としては胃腸障害が挙げられる。リバスチグミンは貼り薬のため、貼付した部位の皮膚のケアにも注意を払うことが必要となる。

また、脳内には神経細胞を興奮させるグルタミン酸という神経伝達物質があるが、神経細胞が興奮し続けると神経細胞が死んでしまうことがある。グルタミン酸の働きを抑えて神経細胞が興奮死するのを防ぎ、進行を遅らせる薬剤がメマンチン塩酸塩だ。副作用としては、めまいなどが挙げられる。

薬の副作用

認知症の薬に関して、症状を緩和し、抑制する薬はできましたが、発症前の状態に戻すような治療薬はまだありません。そもそも、認知症を引き起こすといわれる物質をまったくできないようにすればよいのでしょうが、なかなか難しいと思います。また、そこだけに焦点を当てていると、予想もつかない恐ろしい副作用が出てくる恐れもあります。脳の神経細胞が疲れ果てて壊れていくのを食い止めるよりも、ありのままを受け止めていくほうがよいのではないか。もちろん、副作用にまで目配りした薬がつくられればよいし、根本治療薬ができればそれに越したことはありません。ですが、老化に伴う認知症は、ありのままを受け止め、自分らしく生きることが大切ではないかと思います。

脳血管性認知症を除くと、アルツハイマー型認知症を代表とする認知症の大部分は、「アミロイドβ」や「タウ」などと呼ばれる特定のたんぱく質が脳内に異常に蓄積し、神経細胞が死滅することで発症すると見られている。そのため、この特定のたんぱく質が脳に蓄積しないようにする薬剤の開発が行なわれ、有望な薬もあったが、効果が明らかにできず、これまでのところは開発中止が相次いでいる。

アルツハイマー型認知症を発症した時点では、すでにたんぱく質の蓄積による脳のダメージは進んでおり、多くの神経細胞が死滅してから原因物質に働きかけても手遅れではないかとの見方が広がり、発症前の人への投与で効果が出るのかどうかが焦点となっている。また、根本治療薬の開発が難しい原因として、上記のような発症原因に関する仮説がほんとうに正しいのかといった疑義や、効果の評価に時間がかかること、治験には被験者がたくさん必要なことなども指摘されている。

オールドカルチャー、ニューカルチャー

医療に関し、ボクが最も影響を受けたトム・キットウッドが言及していることがあるので、ご紹介したいと思います。

トム・キットウッドは、認知症は脳の恐ろしい病気だという疾患中心の見方を「オールドカルチャー」と呼び、もっと全人格を総合的に捉えた暮らしにかかわるもので、認知症はケアの質により大きく変わるとする見方を「ニューカルチャー」と呼びました。そして、医学モデルに基づく従来の捉え方を見直すべきだと訴えました。

一九九七年に出された彼の著書の副題には、「the person comes first」という言葉があります。「人が最初に来る」ということです。我々は病気や障害などに目を奪われがちになりますが、あくまで、まず人ありき、ということなのです。

もちろん、適切な診断や治療が大切なのはいうまでもありません。しかし、あまりにも疾患中心になってしまえば、「人を診る」という原点が抜け落ちてしまいます。「オールドカルチャー」の弊害を肝に銘じ、認知症医療に、もっと「その人中心」の視点を入れるためにはどうすればよいのか――。私の医者としての人生は、その試行錯誤の繰り返しでした。

キットウッドは研究で、認知症の人をよく観察し、よい状態をもたらす質の高いケアの重要性を指摘した。その一方、よくない状態を促進し、本人の尊厳を損なう行為として、子供扱いする、騙す、できることをさせない、無視する、急がせるなどがあるとした。

医療に携わる者は、オールドカルチャーの弊害をよく身体と心に刻んで、謙虚に診療にあたるべきだと思います。

怖い教授

思い返せば、慈恵医大から聖マリアンナ医大に赴任してきたころのボクは、とにかく必死でした。この大学を、慶應や慈恵といったレベルの大学にするために、すごい力で引っ張っていかなければだめだという思いにとりつかれていたのです。

朝は七時ごろには自宅を出て、トヨタのマークⅡを自分で運転して、八時十分前には大学に着きます。到着したらすぐに病棟へ。夜勤の看護師たちが、患者さん一人ひとりについて、朝方、興奮していたとか、あの患者さんはいま、保護室にいるとか、申し送りをしています。それを一緒に聞いていたので、ボクはほかのどの医者よりも詳しく、病棟のことを知っていました。

あるとき、講義をしていると、学生が恐る恐る教室に入ってきました。始業時間はすでに過ぎています。だめじゃないか、とボクは怒鳴った。彼はその剣幕に驚いて、そこから逃げたのです。ボクはそれを追いかけた。そんな感じでとても厳しかったから、廊下を歩くと「長谷川が来たぞ」と学生たちが目くばせをするような雰囲気でした。とはいえ、脅したり叱ったりするだけではなく、よいところがあれば一所懸命、褒めました。そういう意味で、聖マリアンナ医大はまさにボクの戦場。そこでボクも鍛えられ、実力をつけていったのです。だからいまでも、聖マリアンナ医大に来ると懐かしくて仕方がない。大学の構内に座って、ずっと、ぼーっとしていたいくらいです。

デイケアを始めた当時、聖マリアンナ医大精神科病棟師長として勤務していた五島シズさんは、当時の長谷川さんについて以下のように語る。五島さんは現在、認知症ケアアドバイザーとして、認知症介護の指導や相談、講演、ボランティア活動などを行なっている。

〈長谷川先生はご自分でおっしゃるように、ドクターの前では厳しく怖い存在だったと思いますが、私たち看護師や患者さんにはほんとうに優しい先生でした。私たちの意をよく汲《く》んでくださいました。

入院の患者さんをめぐり、こんなことがありました。

その方は認知症で、「四十日もご飯を食べさせてもらっていない」「殺される」などと騒いでいた高齢の方でした。ご飯を食べさせてくれないといわれた私たちは困ってしまい、カレンダーに、「ご飯を食べました」と、その患者さんと一緒に書いたのです。でも、その方は、あれはあんたたちが書いたんだといって、こちらのいうことを信じてくださらない。

そうしたら長谷川先生が、「ここに食べたと書いてありますよ」とおっしゃったのです。そうすると、その患者さんは、偉い先生のおっしゃることだから間違いない、と信じてくれました。私たち看護師は「悔しい」と思いながらも、長谷川先生は威厳がありますから、患者さんにはそれがよかったようです。

こんなこともありました。外来で、お薬をどうしても飲んでくれない患者さんがいました。ご家族が困っていたら、長谷川先生が「ご飯を食べたらお薬を飲んでください。長谷川です」とテープに入れてご家族に渡し、食後、ご家族がそのテープを流すと、患者さんがすんなり、お薬を服用されたそうです。

長谷川先生は患者さんはじめ、ご家族にいつも優しくて、親身になって対応されていましたので、みんなから厚い信頼を得ていました。病棟では、休日や学会などで留守の日以外は毎朝、入院患者さん全員に挨拶されるのが習慣でした〉

第7章

日本人に伝えたい遺言

美しいもの

ボクの一日は、日めくりのカレンダーで今日の日付と曜日を確認することから始まります。もっとも、認知症になったからと思って買った日めくりも、ここ半年ほどはめくること自体を忘れていることが多いようで、最近は、家内にいわれて見ると何日分もたまっていたりします。

それから朝食。クロワッサンが好きでよく食べます。あと、これは朝食ではありませんが、オムレツも好きです。そのあとは理容室に行ったりします。週に一度、デイサービスに行くほか、リハビリの人が家に来てくれたり、自分でマッサージを受けに行ったりすることもあります。

午前中はいいけれども、午後になると頭が疲れて、もやもやしてきます。買い物のお金をすでに払ったのに忘れてしまったり、意図していないことをしゃべって、あとでしまったと思ったり。老いと認知症の両方だから、正直、情けなさやもどかしさを感じることもたくさんあります。

歩いて十分ほどのところに喫茶店があります。内装がしゃれていて、ストロングのコーヒーが美味しいから、聖マリアンナ医大を退職してから、けっこう通っています。多いときは日に二回。転倒することが増えてきて、最近は行くのが難しくなってきたけれど、この店でコーヒーを飲むのがボクにとっては最高のひとときです。

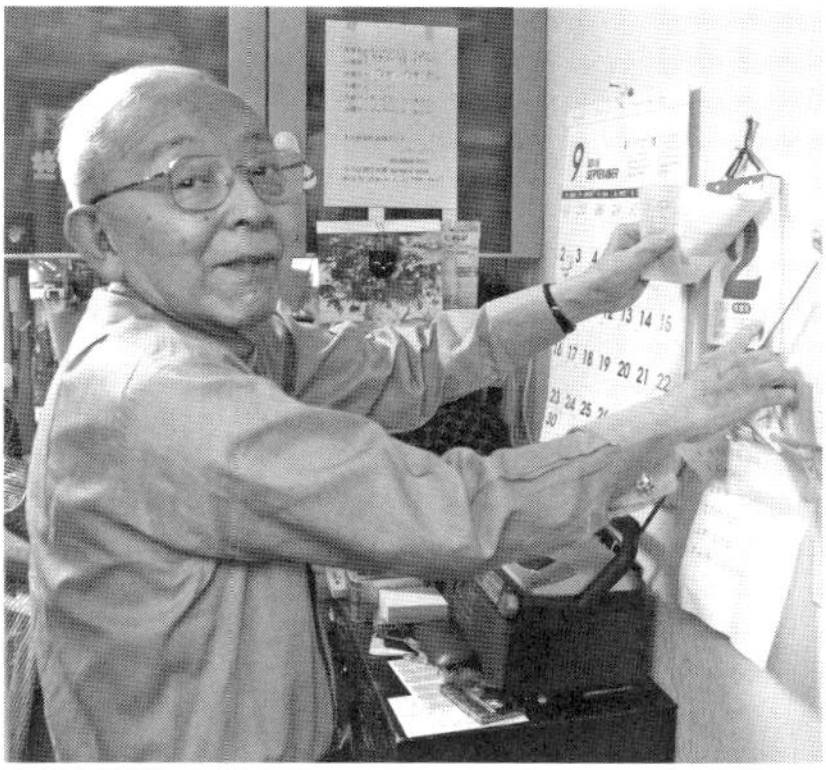
日めくりを手にする長谷川さん

理容室は、以前、聖マリアンナ医大の近くで開業していた人が家の近所に引っ越していることがわかってからは、よく通っています。いろいろなおしゃべりができるし、頭もさっぱりするし、行くのが楽しみな場所です。

映画が好きです。若いころはまったく行く余裕がなかったから、いまになって楽しんでいます。洋画も邦画も観ます。家の近くにある映画館で何をやっているのかを娘が調べて、一緒に行ってくれるので助かっています。『長いお別れ』は、俳優の山崎努さんが演じる認知症の役が素晴らしかった。『記憶にございません！』という映画も観ました。これ、ボクのことだなあと娘と一緒に笑って。最近観たゴッホの映画『永遠の門 ゴッホの見た未来』もよかった。でも、最後の十分でどうしてもトイレに行きたくなり、娘が血相を変えて車椅子を押してくれました。大急ぎで戻ったら、何とかエンディングに間に合ってよかった。

音楽も好きです。大好きなのはベートーヴェンのピアノソナタ『悲愴』の第二楽章。家内は音大のピアノ科を出ているから、ときどき弾いてもらいます。美しい曲です。ボクが死んだときは、これを弾いてくれと家内に頼んであります。

絵も好きです。音楽も絵もそうだけれど、美しいものに触れると心が刺激され、癒され、満たされます。認知症が進んでも、嬉しい、悲しいといった喜怒哀楽の感情は最後まで残るといわれます。実際に認知症になってみて、そのとおりだと思いました。だから、たとえ症状が進んでも、できるだけ美しいものを観たり、聴いたり、味わったりして過ごしたいと考えています。

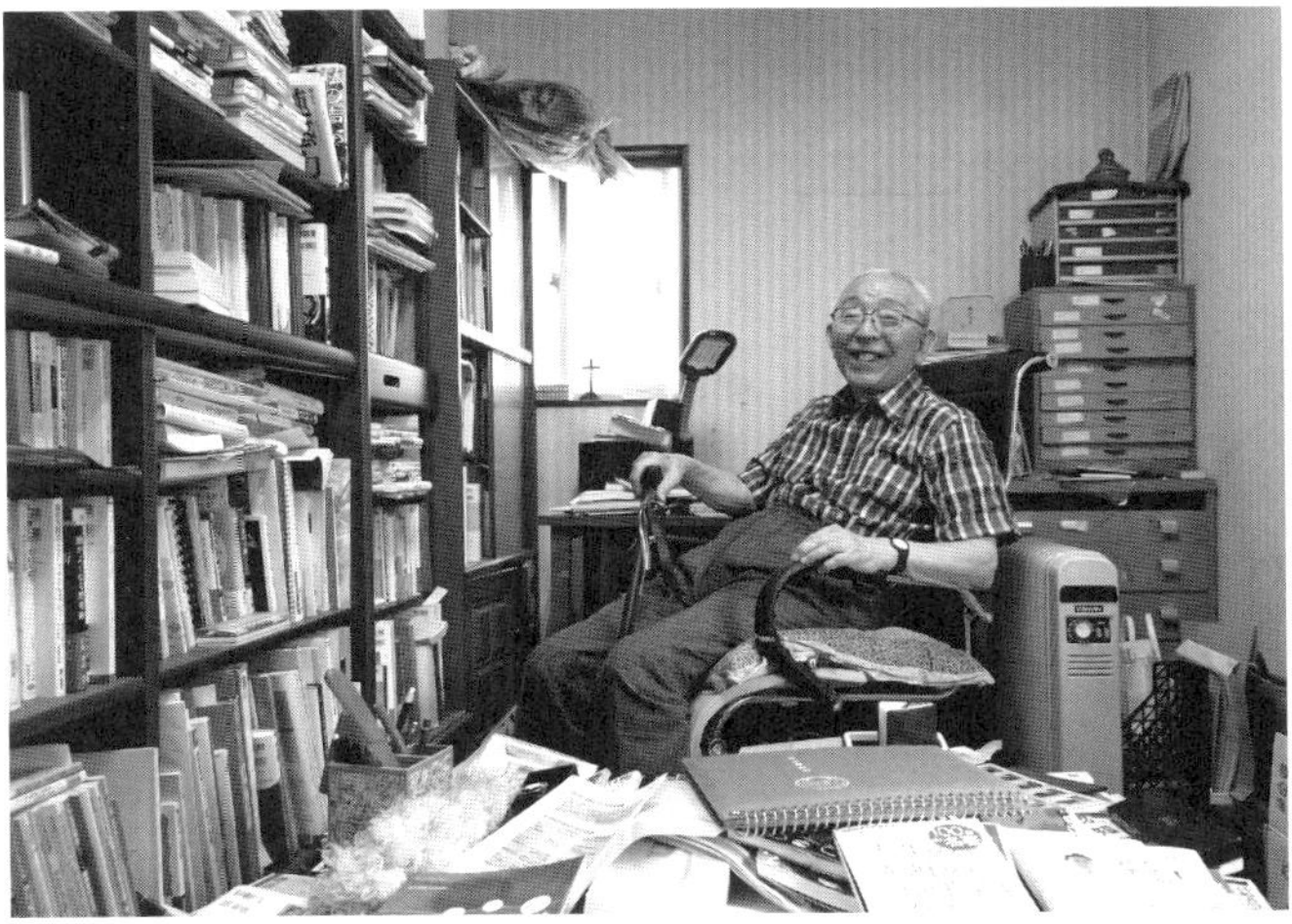

お気に入りの書斎で

ボクの戦場

本も好きです。夏目漱石は昔から好きで、何冊ももっていて、何度も読み返しています。あの人間描写はほんとうに素晴らしい。

最近読んだのは『平家物語』や牧師について書かれた本。牧師になるつもりはないけれど、人間の罪についてなど、たくさんのことを考えさせられます。

読んだ本は、専用のノートに著者名や本の題名を書いて、自分の考えを書くことを長年やっています。ただ、それも、ここ半年ほどは書くことが減ってしまいました。
ボクの書斎は本や資料で足の踏み場もなく、「地震があったら危ないから何とかして」と家族に言われ続けています。でも何といったって、ここはボクが長年闘ってきた「戦場」だから、そうそう簡単には変えられません。静かにものを考えたり、何かをつづったりしたいときには、やはりこの場所がいちばん落ち着きます。

読書家の長谷川さんの自宅書斎には、本がびっしり置かれている。精神科関係の専門書が多いが、小説、ミステリーなど、さまざまな分野の本がある。長く読書ノートをつけており、最近の読書ノートの表紙には、「読書を友（最高の）としよう」と書かれている。

瀬戸内寂聴・池上彰著『95歳まで生きるのは幸せですか？』（ＰＨＰ新書、二〇一七年刊）を読んだ際の読書ノートには、こうつづられている。

〈95才の波瀾万丈の人生を送ってきた作家、瀬戸内寂聴にジャーナリストの池上彰が「老後の心がまえ」について聞く。豊饒な人生経験をもった言葉の重みに感動する。超

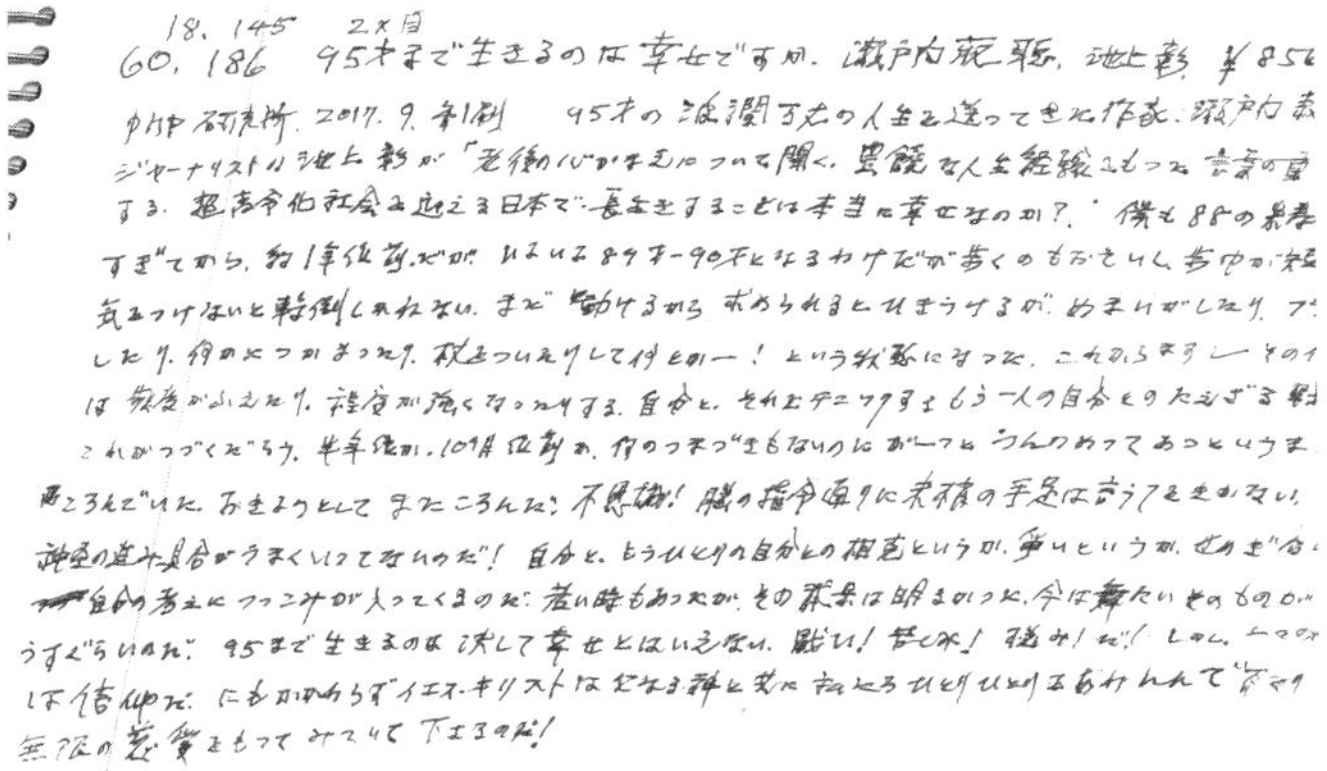

長谷川さんがつづった読書ノート

高令化社会を迎える日本で、長生きすることは本当に幸せなのか？　僕も88の米寿の祝いをすぎてから、約1年位前だが、いよいよ89才―90才となるわけだが、歩くのもおそいし、歩巾が短くなるし、気をつけないと転倒しかねない。まだ動けるから、求められるとひきうけるが、めまいがしたり、フラフラしたり。何かにつかまったり、杖をついたりして何とか――！という状態になった。これからますますその傾向は頻度がふえたり、程度が強くなったりする。自分と、それをチェックするもう一人の自分とのたえざる戦い！　これがつづくだろう。半年位か、10か月位前か、何のつまづきもないのにがーっとつんのめってあっというまにころんでいた。おきようとしてまたころんだ。

不思議！　脳の指令通りに末梢の手足は言うことをきかない。神経の進み具合がうまくいってないのだ！　自分と、もうひとりの自分との相克というか、争いというか、せめぎ合い。自分の考えにつっこみが入ってくるのだ。若い時もあったが、その背景は明るかった。今は舞たいそのものがうすぐらいのだ。95まで生きるのは決して幸せとはいえない。戦い！　苦しみ！　悩み！　だ！　しかし、人々の救いは信仰だ。にもかかわらず、イエス・キリストは父なる神と共に私たちひとりひとりをあわれんで下さり、無限の慈愛をもってみていて下さるのだ！〉

重度でもわかる

ある講演会に招かれたとき、「認知症になると何もわからなくなるから、死は怖くなくなるのですか。認知症でないときよりも、むしろ楽なのでしょうか」と尋ねられました。ボクが自分のことを認知症だと思いはじめていたころのことでした。ボクはこんなふうに答えました。

「正直、わかりません。でも、重い認知症になっても、自分がされたら嫌なことや、自分の存在が消滅してしまうのは恐ろしいという気持ちは残るのではないかと思います」

耳から聞くことは死ぬ間際までわかっているらしい、とよくいわれます。だから、死が間近な人のそばで下手なことはいわないほうがよい、と。母親が死ぬ間際に娘が駆けつけて、大丈夫？　A子よ、わかるなら手をぎゅっと握ってみて、といったら、母親が手を握ったというエピソードを聞いたことがあります。目で見えることはわからなくなっても声を聞くことはできるし、いっていることもわかる。認知症の人も、恐らくそうなのではないかと思います。

老いの準備

生きることは老いること。老いることは生きることで、死を迎えることでもあります。その準備をしようと、もう二十年ほど前に遡りますが、家内と一緒に日本尊厳死協会に入りました。ただ生かされているだけの状態になったら延命治療はしないでほしい。それを表明したカードもつくりました。いまでもその考えに変化はありません。子供たちにもそう伝えてあります。

長生きすると認知症になりやすくなるから、ボクがなったのもそう不自然なことではないと思います。ただ、生きているうちは少しでも社会や人の役に立ちたい。身体も不自由になってきたけれど、周囲の助けを借りながらその思いを果たしていきたい。

やはりいちばんの望みは、認知症についての正しい知識をみなさんにもっていただくことです。何もわからないと決めつけて置き去りにしないで。本人抜きに物事を決めないで。時間がかかることを理解して、暮らしの支えになってほしい。

そうしたことをお伝えするのが、自分が生きていく道であり、死んでいく道にもなると思っています。幸い、ボクには家族やぬくもりのある社会との絆があります。それに感謝しながら。

体験というものには、温度差があると思います。たとえば、あなたが今日ここに来てくれたとしたら、それはボクにとっては「温かい」という感じです。嬉しくて、一緒に話すのが楽しい。そして別れの時間が近づいて、「さようなら」といわれたら、がっくりです。温度が下がっていくのを感じます。人と会ったら温度が上がるし、人と別れて寂しく感じたら下がる。だからこそ、温かい体験や、温かい絆をできるだけたくさんもっていられたらと思います。

耐えること

「人生百年時代」といわれるなかで、長生きする人が多くなりました。お亡くなりになられましたが、聖路加国際病院名誉院長でいらした日野原重明先生も百五歳と長生きでした。

日野原先生が生きておられるとき、ある人が「長生きするにはどんなことをなさっているんですか。先生、生き方の秘訣を教えてください」と質問しました。そこで日野原先生は、食事を三食きちんと食べること。あまり脂っぽいものやコレステロールの高いものはとらないようにしています、というようなことをお話しになりました。
もう一つ、そこで日野原先生は「耐えること」についてもお話をされていました。我慢する、ということですが、翻って自分のことを考えると、ボクのように認知症になって、もの忘れがひどくなってもそれに耐えているわけで、きっと日野原先生も人知れず、そういうことがあったのではないか、ということに最近思い至るようになりました。先生がもしそのことを人にいったら、聖路加のトップが何をいうか、となるかもしれないから、何もいわず、ずっと耐えておられたのではないか、と。

生きるということは、やはりたいへんです。ときどき疲れて、もういいよ、もう十分だよと、ボク自身もいいたくなります。歩けない、歯が抜ける、思ったこともうまく伝えられないなど、たくさん不都合なことが起きますが、やはり、これじゃいかんと耐えて、自分を奮い立たせていまを生きる。それこそが、長生きをしている者の姿ではないかと思います。

宗教の力

日曜日は原則、教会に行きます。東京・銀座にある銀座教会に通っていましたが、いまは自宅近くの教会に行くことが増えました。

かなり前になりますが、久しぶりに銀座教会に行きました。古くからの知り合いに会えるのは嬉しくて、副牧師による説教もよかった。ボクは賛美歌が好きで、聖歌隊や周りの方が歌っているのを聞くと、心が落ち着きます。

認知症になってガックリ落ち込んでしまう方もいますが、ボクがあまりそうならなかったのは、キリスト教の信仰を神様が与えてくださっていることも大きいのではないかと思います。認知症にかぎらず、難しい病気にかかったり、苦難や困難に襲われたりしたとき、自分一人で考えていると気が滅入って鬱々となりがちです。そうしたとき、宗教の道に進んでみる、お祈りをしてみる。それもよいのではないでしょうか。

具体的な行動を起こすことも大事です。もちろんキリスト教でなくてもよいのですが、教会の門を叩いてみる、あるいはお寺に行ってお坊さんの話を聞いてみる。人間は、自分の力だけでそんなに大きなことはできません。あとは運命に任せる。そんなとき、宗教が役立ちます。

宗教的な問題、たとえば生きる、病気になる、死ぬ。そして死ぬのは一回きりで、もう帰ってこられない、というようなことを深く考えたり、念じたりしていないと、人間は行き詰まってしまうのではないでしょうか。この世であくせくと、お金儲けだけに終始していたら、死ぬときにオタオタしてしまうのではないかと感じます。

東洋の考えでは、三途《さんず》の川は現世と地続きです。西洋は天に祈ります。西洋は天と地。でも、地続きでも、最終的には天に昇っていくのではないかと思います。いずれにしても、自分の精神生活のなかで宗教のことを培っていくことができたらよいのではないでしょうか。

洗礼

宗教に関連していえば、ボクは二十歳のときに洗礼を受けました。理由の一つは戦争です。

第二次世界大戦のときに、ボクは東京では東京大空襲、疎開先の静岡では沼津大空襲に遭い、父の実家の愛知に移るなど転々としました。旧制中学の時代で、軍事教練も受けたし、陸軍の工場で旋盤の作業もしました。でも、戦争が終わった途端、いままで「正しい」と教わってきたことが間違っていたといわれた。これはたいへんなことです。戦争に負けるというのは、こういうことなんだ、と思いました。

毎日聞こえていた戦闘機の爆音も、ぱたっとやんだ。急に静かになり、平和とはこういうものか、としみじみ感じました。戦争による人の生死。その後の社会の混乱。こうした体験から、「心のよりどころがほしい」と思ったことが、洗礼を受けるきっかけとなりました。

大学時代に、友人からいわれた言葉も影響しています。入学して半年ぐらいたったころ、友人が「君は不真面目だ」といったのです。ボクは驚いて、「えっ、どうして」

と聞き返しました。すると彼は「ただ生きて食べて子孫を残して年老いて死ぬだけなら動物と同じ。人間はもっと違うはずだ。なぜ生きているのか。人生で大切なことは何か。それを君は考えていないだろう」といったのです。

それからボクは、「なぜ生きるか」を真剣に考えるようになりました。哲学書や文学書をいくつも読みましたが、答えが見つかりません。

子供のころ、きょうだいのなかでボクだけひどい気管支喘息《ぜんそく》にかかり、「なぜ自分だけがこうなのか」と考えていました。発作が起きるとつらくて、自分の存在が消えてなくなってしまう恐怖もありました。そんな体験もあってか、生きることや死ぬことの意味を深く考えるようになったのです。

一粒の麦

考え続けることが苦しくなり、通学途中にあった教会を訪ねました。池袋の近くに住んでいたから、訪ねたのは東京池袋教会です。寒い日のことでした。

何度も何度も、迷いに迷ったすえに足を踏み入れました。奥さまが出てこられたので、「こんにちは。牧師先生にお会いしたいのですが」といいました。そうしたら、「そうですか。よくいらっしゃいました。どうぞ」といって、牧師館の一室に招き入れられました。初老の牧師さんが「よく来ましたね」といって、こたつに入るよう勧めてくれました。なぜ来たのかも問わず、名前も聞かれません。ただ、こたつに入りなさいといって、牧師さんは穏やかな笑顔で、じっとボクの話を聞いてくれました。

それから礼拝に出席するようになり、驚きました。礼拝堂でお祈りしている人たちが、みんな何だか楽しそうで、すがすがしい感じなのです。

牧師さんからは、「わからなければ飛ばしてもいいから、聖書を何回も読みなさい」といわれました。繰り返し読んでいると、よい言葉に出合い、いつの間にか覚えます。なかでも「一粒の麦……」はとても惹かれ、心の支えとなりました。

「一粒の麦、地に落ちて死なずば、唯《ただ》一つにて在らん、もし死なば、多くの果《み》を結ぶべし」は新約聖書「ヨハネ伝」第一二章二四節の言葉。一粒の麦はそのままでは一粒だが、地に落ち、死んで芽を出せばやがて多くの実がなるというキリストの教えから、人々の幸せのために進んで犠牲になる人を指す。

白光体験

洗礼を受けてから数年後、ボクに信仰の大切さを教えてくれた牧師さんが病に倒れられたと聞きました。教会で、牧師の異動があったりして、もう、ずいぶんお会いしていませんでした。亡くなられる寸前にお見舞いに行って、何とかお会いすることができました。

「先生……」

声をかけ、ボクはベッド際にひざまずきました。そのボクに、牧師さんが声をかけられた途端、急に白い光がパアッと降りてきて、ボクたち二人を照らした気がしました。白光体験というのでしょうか。ボクは驚いてひれ伏し、感謝の涙を流しました。

すごい体験でした。あとから考えれば、たまたま、雲の切れ目から陽光が降り注いだのかもしれません。若いころは、この体験を口にするのをかなりためらいました。こうしたことを話すと、奇妙な人だと思われるのではないかと思い、なかなか話せなかったのです。とはいえ、そうした体験は深く心に残るもので、忘れようにも忘れられません。あの光景を思い出すたび、神様がボクに与えてくださった信仰は強いもので、それがいまの自分を支えていると感じます。

まあ、こんなことを話していても、実際に死ぬときになったら、オタオタするかもしれません。でも、あの体験とともにいまのボクがあり、ボクの信仰は続いているのです。

『蜘蛛の糸』

芥川龍之介の有名な小説に『蜘蛛《くも》の糸』があります。主人公が蜘蛛を見つけ、その命を踏みつぶそうとしたのをやめたのを見た釈迦が、地獄に落ちた彼に慈悲をかけ、長い糸を垂らした。彼は、「これは幸い」と糸につかまって地獄から地上に上りはじめたけれど、ふと後ろを見たら、たくさんの罪人が彼に続いて糸をよじ上ってくる。「だめだお前たち、そんなことしたら糸が切れちゃうじゃないか。降りろ」と彼がいった途端、自分のところからぷつんと糸が切れ、彼は元どおり、地獄に戻ってしまったという話です。

「蜘蛛の糸」は一九一八（大正七）年に、児童向け文芸雑誌『赤い鳥』に発表された芥川龍之介の作品。地獄に落ちたカンダタという名の泥棒の男が、かつて蜘蛛を助けたことがあったことから、釈迦がこの男に救いの手を差し伸べるという内容。

死については、昔からよく考えます。死んで戻ってきた人がいないところを見ると、よさそうな場所に思えるけれど、地獄に落ちてしまうこともあるから、こればっかりは死んでみないとわからない。天国に行くか、地獄に行くか。いずれにしても、死ぬのはやはり怖い。

ボクは心臓に病気があって、発作に備え、いつも薬を持ち歩いています。だから死について考えることも多い。そんなボクにとって、認知症は、死への恐怖を和らげてくれる存在のような気がするのです。心臓や、死のことばかりを考えなくて済むようになったという意味で。

語弊があるかもしれませんが、認知症は死への恐怖を和らげるために、神様がボクに用意してくれたものかもしれないとも思います。だって死はやはり怖い。死んだら終わり、それは真っ暗な闇ですから。

そういうことを思えば、やはり生きているうちが花。もちろん生きていく過程では、つらいこともあります。

ボクも、これまで生きてきたなかで、戦争、肉親の死、仕事上のことなど、ほんとうにつらくて死にたくなるようなことが山ほどありました。でも、やはり生きているということが素晴らしい。つらかったり、苦しかったりすることがあっても、明けない夜はありません。夜のあとには必ず朝が来るのです。

こうやって書籍を通し、みなさんに話しかけられるのも、生きていればこそ。生きている「いま」を大切にしたい、そう深く思っています。

いまの夢

二〇一九年九月、下の歯が三本、突然抜けてしまいました。歯茎がかなり弱っていたようです。上の右のほうの歯も一本、道路で転んだときに欠けてしまった。痛くはありませんが、食べるときに不自由だから、何とかしなくてはと思っています。

月に三度くらい、心臓がギュッと締めつけられるように痛くなったことがありました。慌てて薬を飲んだけれど、こうしてみると、だんだんお迎えが近づいてきていると思います。そろそろおいでよって。でも、いやいや、もうちょっと待ってくれって、押し返しているのです。なぜならボクには、まだやらなければいけないことがあるからです。

やりたいことの一つに、全国で認知症ケアの指導にあたっている人たちのフォローアップ研修があります。

認知症介護研究・研修東京センターで、認知症ケアを現場の人たちに教える指導者養成研修をしていますが、その研修を終えて指導者になったリーダーたちが「being（ビーイング）」という会をつくっています。関東や九州など各地に散って、現場の介護職員の人たちに認知症ケアの基礎を教えている。それ自体はとてもよいことだけれど、指導者となった彼ら自身のアフターケアをするシステムが必要だとボクは思っています。

医者も心理士も、学会のあと、研修の講座がいくつもあって、知識の補給ができています。それに比べて、介護の世界のアフターケアは手薄なのではないか。

認知症の医療、介護面の技術や知識は日進月歩です。新しい薬も出てくるでしょう。そうした新しい技術や知識を、面と向かって教えてもらえる場所や機会がもっとあったらよいと思うのです。それをボクはやりたい。最後のボクの仕事になるかもしれないと思っています。

認知症の人のコーラス

二〇一九年十一月に、懐かしの聖マリアンナ医大に行く機会がありました。外来（聖マリアンナ医科大学病院認知症〔老年精神疾患〕治療研究センター）に来ている認知症の方と、そのご家族によるコーラスグループの歌を聴くためです。「フロイデンコーア」という名前のグループで、もう十五年以上続いています。

当日、ステージに立ったのは、ご家族やスタッフも含め、一五人ほど。小林秀史《ひでふみ》先生（二期会会員）の指揮・指導のもと、『野ばら』『朧月夜』『見上げてごらん夜の星を』など、一〇曲ほど聴かせてもらいましたが、とても上手でした。『埴生《はにゅう》の宿』や『荒城の月』などは二部合唱。音楽療法という言葉があるけれど、歌を歌うのは、やはりよい。ボクも、一緒に行った娘に譜面を指差してもらいながら、口ずさみました。

その後、昔、ボクが教授をしていたころに研修生だった人たちと会ったのも、懐かしく思いました。やはりボクはかなり怖がられていたようで、「当時は申し訳なかった」といっておきました。これから医者になる二十代の若者や、看護師の若者もいて楽しかった。「先生にお会いできた」といって、涙をぽろぽろ流す人もいて、こちらも思わず涙ぐみそうになりました。こうした出会いがあると、また頑張ろう、と思えます。ボクもエネルギーをもらいました。

二年後の診断

ボクが認知症の診断を受けたのは二〇一七年。その約一年後に再び診断を受けたことは、第1章で触れました。二年後のフォローアップ診断が、二〇一九年十一月に実施されました。

この診断を受けるかどうするか——。娘が「どうする？」と聞き、家内は、認知症とすでに診断が出ているのだから、自分なら何度も診断を受ける気にはならないわといいました。そういう考え方もあります。ですがボクは今回も、ＭＲＩをはじめ、すべての検査をやってほしいといいました。

なぜかというと、よくなっているところがあるかもしれないから。

神経心理検査で時計を描かせるテストがあります。たとえば、三時十五分過ぎを描いてくださいといわれて、その図形を紙に描く。そうすると、今度は、三時十五分前を描いてくださいといわれる。そういうテストです。認知症になると、そうした図形がうまく描けなくなる。針の位置を正確に描くのが難しくなるのです。でも、ボクは何だか今回、それが早くサッとできるような気がしました。実際にどうなるかは、もちろん、受けてみないとわからないですが。

年をとれば認知症が悪くなっていく一方ではなく、多少はよくなっている部分もあるのではないか。脳はじつに神秘的で、神経細胞が障害を受けたところを補うばかりか、成長する可能性もあるかもしれません。何より認知症には、まだわかっていないところがたくさんあります。そう思って、また診断を受けるのを楽しみに行こうと考えたのです。

たとえば皮膚などの細胞は数週間で入れ替わるけれど、脳の神経細胞は入れ替わることがなく、一生続くと聞いたことがあります。つまり、生まれたときからずっとその認知機能を使っていることにもなる。ボクの場合は九十年間、使っていることになります。考えてみれば、これはすごいことです。

さて、二度目の結果はどうだったか。

結論からいえば、海馬の萎縮や記憶力、判断力の低下などは見られるにせよ、全体として、進行は非常に緩やかというものでした。この認知症の特徴なのかもしれません。よくできるのではないかと思っていた神経心理検査の時計を描くテストは、今回、なかったように記憶しています。だから、できたかどうかはわからない。難しくて疲れた検査でした。

しばらく検査を受けるのはよそうと思います。なぜなら、ボクには時間がないから。もっといろいろなことをしたいし、しなければいけないことがある気がします。beingのこともあるし、まだまだ、いいたいこともありますし。検査をしてくれたのは、ボクの一番弟子で、今井幸充《ゆきみち》くんといいます。認知症の専門病院の院長となり、立派になったものです。彼と久しぶりに話せたのも、よかったと思っています。

死を上手に受け入れる

最近、以前よりも元気になった気がしています。認知症になって失ったものも、もちろんあるけれど、世界が広がりました。自分が認知症であることをいち早くカミングアウトしたクリスティーン・ブライデンさんは、「私は最も私らしい私に戻る旅に出るのだ」といいました。いまのボクもそんな気持ちです。ブライデンさんが通ってきた道をいま、ボクも通っている気がします。

いま、心がけているのは、明日やれることは今日手をつけるということです。

たとえば、本を書きたいなと思ったら、せめてその一文のようなものを、一行でも二行でもいいから、今日書いてみる。とにかく手をつける。全部はとても無理だから、少しだけでいい。そうすると、未来に足を伸ばしたことになります。何もしないでとどまっているよりも、未来に希望がもてるし、楽しみも増えます。何よりも、自分自身が安心できます。

少し足を伸ばした未来は、やがて「いま」になります。いまがいちばん大切です。

過去に起きてしまったことや、過去に自分がやったことは変えられないし、どうしようもない。でも、じつは過去というものは、ほんとうはないのです。過去とは、いま。なぜなら、昔のことを思い出したり、話したりしているのはいまなのだから。

「いま」という時間を大切に生きる。繰り返しになりますが、生きているうちが花です。そう思いながら、社会や人さまのお役に立てることを、自分ができる範囲でやっていきたい。そして最後は、一回きりの死を上手に受け入れて、旅立っていきたいと思っています。

おわりに

最後に、若干の重複を考慮に入れながらペンをとった。私たちは妹背《いもせ》を契《ちぎ》る家のうち、私たちの父なる御神のもと、御名を賛美しつつそれぞれの絆を大切にして暮らしていくことに努めたい。

物心のついた四〜五歳からは周りにいる大人の人々、先生や教師から賞賛されたり、慈しみを受ける半面、厳しいお叱りや助言をいただいて育ってきた。このことは小・中学校はもとより十八〜二十歳ごろまで続くのである。やがて職場に就くと先輩や上司、教員などから身近なことを含めて教えをいただくことになる。そしてこのスピリットに溢れた指導はさらに力を増して継続されることになる。しかも重要な点だと思うが、これは君個人のもつ非常に個別的な力なのだ。

地球上に数十億人の人がいるが、君にだけ特化された、また地域に与えられているユニークな指導なのだ。まさに地域ケアの真髄といってよい。君だけに与えられた神の恵みに満たされた宝物だ。

普通に暮らしていくことは、それ自体がじつは神様からいただいている特別のスピリットに満ちた宝物なのだ。このことを常に忘れずに、平和な暮らしに感謝しよう。

長谷川　和夫

二〇一九年十月に記す

解説

猪熊律子（読売新聞東京本社編集委員）

「痴呆界の長嶋茂雄みたいな人だよ」

十五年以上も前、医療・福祉分野に詳しい先輩記者が、長谷川和夫さんのことをそう話していたのを覚えている。当時、認知症は「痴呆」と呼ばれていた。長谷川さんは、野球界のレジェンド・長嶋茂雄さんのように、実力はもちろんのこと、華があり、ユーモアがある人という意味である。

そのころ、聖マリアンナ医大理事長だった長谷川さんは、痴呆ケアの第一人者として、あちこちで精力的に講演されていた。

「ボクも年をとれば、いつか痴呆になる日が来ると思う。そのときは、自分でもよーく観察して、みなさんにもお伝えしますから」

ユーモアたっぷりに語っていたことが、現実になった。

＊

アメリカ大統領だったロナルド・レーガンも、イギリス首相だったマーガレット・サッチャーも晩年に認知症になったことを鑑《かんが》みても、高齢化や長寿化が進めば、誰もが認知症になる可能性がある。だが、「なったらもうおしまい」という偏見やスティグマ（恥辱）は、なかなか消えない。

それらを取り除くために、誰か社会的影響力のある人が自らカミングアウトして、認知症になったらどんな景色が見え、どんなことを感じているのかを伝えてくれないだろうか――。ここ十年ほど、そんなふうに思うことが増えてきた。しかし、いったん獲得した知的機能が徐々に失われていくのが認知症だから、公表に大きな葛藤があることは容易に想像がつく。たとえ本人が公表を望んでも、家族や周囲が慎重な姿勢を貫くことは珍しくない。

長谷川さんの場合、カミングアウトはとても自然だった。

「みなさんの前でこういうと（主催者が）困るかもしれないけれど、じつは認知症なんですよ」

専門医として登壇した講演の最中に、淡々と、飄々《ひょうひょう》と、あまりにも自然体で話すものだから、そのまま耳を通り抜けてしまいそうだった。しかし、せっかくのご本人の公表をそのままにしておくわけにはいかない。もっと詳しくお話を伺いたいと、思い切って取材をお願いすると、「いいですよ」という言葉が穏やかな微笑みとともに返ってきた。

取材依頼への躊躇《ちゅうちょ》がなかったわけではない。不快に思われたり、嫌がられたりしたらどうしよう。そんな懸念も強かった。しかし、長谷川さんの昔の言葉を思い出して、「長谷川さんなら、こちらの気持ちをきちんと受け止めてくださるはず」との思いが背中を押した。

そんなふうにして始まったインタビューで、最初に書いた記事が、二〇一七年十一月十六日付『読売新聞』朝刊に掲載された「想う２０１７　精神科医　長谷川和夫さん」だ。翌年には、「時代の証言者」という連載にご登場いただいた（二〇一八年八月十一日～九月十二日付『読売新聞』朝刊掲載）。「時代の証言者」は、二〇〇三年から続く『読売新聞』の名物企画で、古くは読売巨人軍監督だった川上哲治さんや、昭和の大横綱として知られた大鵬さんなどが登場している。時代を象徴する各界の方々を紹介するこのシリーズで、認知症と診断された方の証言が載ったのは初めてである。また、最近では、「公表から約二年」ということで、二〇一九年八月十八日付の『読売新聞』朝刊に、インタビュー記事を掲載させていただいた。

＊

認知症であることを自ら公表した長谷川さんを「すごい」と常々感じているが、取材を嫌がらずに受け入れてくれたご家族もまた「すごい」と思う。「ありのまま」の生活を見せていただくため、ご自宅では、長谷川さんが「ボクの戦場」と呼ぶ二階の書斎や、認知症と自覚してから使いはじめたという日めくりがある台所に、何度もお邪魔させていただいた。一緒に暮らしている妻の瑞子さんからすれば、さぞご迷惑なことだったと思う。しかし、いつも笑顔で温かく迎えてくださり、信頼し合っているご夫婦の様子がよく伝わってきた。

三人のお子さんも協力的で、とりわけ長女のまりさんには、たいへんお世話になった。この温かな家庭環境が、長谷川さんの認知症の「遅い進行」におおいに影響しているのではないかと感じている。

＊

長谷川さんの取材で、ハッと思う言葉にいくつも出合った。
「認知症になったからといって、人が急に変わるわけではない。自分が住んでいる世界は昔もいまも連続しているし、昨日から今日へと自分自身は続いている」という言葉も、その一つだ。

誰かが認知症になったと聞くと、「あの人はニンチだから」といって、心のなかに壁をつくって、あの人はあちら側の人間、自分はこちら側の人間と仕分けてしまう人がいる。しかし、認知症になったからといって、その人のパーソナリティー（長谷川さんならスピリチュアリティーといわれるのかもしれない）が突然、ある日を境に変わるわけではない。むしろご本人の意識としては、昨日までの自分に続く今日の自分がいるのだから、周囲が勝手に昨日までのその人とまったく違った人のように遮断して見るのはおかしいということになる。そんな本人視点の言葉を聞けたのは、おおいに勉強になった。

「認知症でない人だって間違うよね」という言葉も印象に残った。

認知症になると、なぜか急に子供扱いされ、「またそんなことして」とか「そうじゃないでしょ」などと、小さな子供にいうように叱られがちだ。しかし、認知症でない人だって、日常生活のなかで間違ったことや失敗をたくさんするし、おかしなことも話す。それらは許容しておきながら、認知症の人には許さないというのは、明らかに理不尽だろう。

「だめだねー」と見下したようにいったり、偉そうに指示したり、「この人は私が守ってあげなくては」と急にあれこれ世話を焼いたり……。やっているほうにまったく悪気はなくても、認知症の人から見たら、さぞ迷惑な話にちがいない。

「認知症の本質は、暮らしの障害なんだよ」

この言葉も、心に響いた。福祉の専門家ではなく、医師の長谷川さんの言葉だから余計に重みがあるように感じられた。

長谷川さんはまた、インタビューのなかで、薬への懸念についても口にされた。認知症の治療薬ができればもちろんそれに越したことはないが、そうした薬には「予想もつかない恐ろしい副作用があるのではないか」といわれたのだ。

最初は、抗認知症薬の治験統括医師まで務めた人が、薬への懸念や薬の限界について話されるのを意外に感じた。しかし、治験統括医師まで務めた人だからこそ、そうした懸念が口をついて出るのだとも感じた。

薬の開発に否定的ということではないが、副作用のことまで含め、よく考えて開発にあたるべきだというのが長谷川さんの考えだ。そして、それがまだ実現しないうちは「『認知症になっても大丈夫』という安心のケア、とりわけ、地域ケアの実現こそが重要なのではないか」という。その言葉に共感する。

長谷川さんがいわれるように、認知症が「暮らしの障害」であるなら、その障壁を取り除く知恵や工夫が周囲の人間や社会には求められる。その際、根幹となる理念が、長谷川さんが大事にされている「パーソン・センタード・ケア（その人中心のケア）」

だろう。

同じ認知症の人でも、一緒に暮らす家族や周囲の環境によって、「手がかかる問題の多い人」になったり、「普通と違ったところはあるけれど個性的な人」になったりする。反対から見れば、認知症の人は、周囲の人間や社会の寛容さ、包摂する力の有無や程度を映し出す「鏡」のような存在だといえるのかもしれない。

＊

さて、この本を読まれた方のなかには、こんなにいろいろなことを話せるなら、認知症ではないのではないかと思われた方もおられるかもしれない。長谷川さんにかぎらず、最近、認知症のご本人が自らの言葉で発信されることが増えてきた。あまりにも理路整然と自分の気持ちを話されたり、「普通の人」と違わない行動をとったりすると、「あの人は認知症なんかじゃない」「診断が間違っている」と我々は疑念を抱きがちだ。

しかし、それは、認知症になると「何もわからなくなった人」「おかしな言動をする人」になるという思い込みや、ステレオタイプなものの見方が私たちに根強くあるからではないか。

そう考えるのは、以前、認知症の取材で、私自身、「この人、ほんとうに認知症だろうか」と疑問に思った経験があるからだ。

結論からいえば、一口に「認知症」といっても、タイプも、症状の現れ方もさまざまだ。認知症といえばまず「もの忘れ」が思い浮かぶが、記憶力は最後のほうまでかなり保たれている場合もあれば、「幻視」という、認知症とは一見、結びつきにくい症状のほうが顕著という場合もある。自分の思っていることを言葉で表現することが比較的容易な方もいれば、そうでない方もいる。

症状が進んでいない初期のころは、自分の思いを言葉で表現できることが多い。早期診断が進んだいまでは、なおさらだ。そうした現状を知らないと、「認知症の人＝何もわからなくなった人」という呪縛から、いつまでたっても逃れられなくなる。

印象深い言葉を発する長谷川さんも、取材を続けていると、突然、話が脈絡のない方向へ飛んでいってしまったり、理解できない言葉をいわれたりすることがある。しかし、それは認知症でない人でも起こりうることだ。

また、「話がどこかに飛んでいってしまった」と感じても、最後まで聞き続けていると、遠回りながら最終的に話が戻ってきてつながることもある。ああそうか、ご本人はこういうことを伝えたかったのだな、と思う。

「時間がないから」とこちらの勝手な都合で話を遮ったり、「いっていることがわからない」と理解すること自体をあきらめてしまったりするのは簡単だ。だが、それらはたいへん失礼なことなのだと取材を通じて気づかされた。

「認知症の人の言葉をよく聴いてほしい。聴くということは待つということ。待つということは、その人に時間を差し上げること」と長谷川さんはいった。そうしたコミュニケーションの仕方を心がけていれば、症状が進んでまったく言葉を発しなくなったり、表情を読み取るのが困難になったりしたときも、その人と「心はつながっている」と信じられるような気がする。

＊

認知症はいまや日本だけでなく、世界が注目する課題だ。そして各国が直面している課題には、共通点が多い。

介護する人材の確保やケアの質の向上をどうするか。膨らむ医療費や介護費をどう賄うか。発症や進行のメカニズムがまだ解明されていないなか、治療や予防をどうするか。金融取引が難しくなったときの資産保護や活用をどう図るか。詐欺や悪質商法などの被害に遭わないようにするためのシステムをどう築くか。

あるいは、クルマの運転が難しくなっても買い物など生活に困らない地域づくりをどう実現するか。投票や職業選択の際、必要以上に権利を奪われない仕組みをどうつくるか。終末期の医療や暮らしの判断は誰がどう最終的に責任をもつのか——など、考えるべき課題は多い。各国とも、試行錯誤しながら政策をつくり、進めているのが現状だ。

そして、そうした政策を考えるうえで、また、認知症に対するステレオタイプなものの見方を正し、社会の意識変革を促すうえで、最も重要なのは、認知症の当事者である方たちの声をきちんと聴いて一緒に考えることだといえよう。

日本はこれまで「国民皆保険」を基本とする社会保障制度をつくり、長寿社会を実現してきた。私たちは、長生きできるようになった人生をより安全に、より安心して暮らせるように、さらに知恵を絞る必要がある。

最後まで自分らしく生き、逝くにはどうすればよいか——。長寿時代に生きる私たち一人ひとりが、その生き方や社会のあり方を考える際、「認知症界のレジェンド」の口から語られた数々の言葉が、おおいに生かされることを願ってやまない。

＊

本書ならびに新聞記事の執筆にあたっては、非常に多くの方々にご協力をいただきました。まことにありがとうございました。ご協力いただいたみなさますべてのお名前を挙げることは控えますが、とりわけ、東京都立松沢病院院長の齋藤正彦氏と、国立長寿医療研究センターもの忘れセンター連携システム室長の堀部賢太郎氏には、たいへんお世話になりました。この場を借りて、厚く御礼を申し上げます。

年表

年	人生	認知症	日本社会
1929	愛知県で誕生		
1947	東京慈恵会医科大学入学		
1949	キリスト教入信		
1953	慈恵医大卒業		
1956〜58	米国留学（セントエリザベス病院、ジョンズ・ホプキンス大学病院）		
1960	結婚		
1961			国民皆保険・皆年金実現
1960〜62	米国留学（カリフォルニア大学サンフランシスコ校付属病院）		
1963			老人福祉法制定、100歳以上153人
1969	慈恵医大精神神経科助教授		
1970			日本が高齢化社会に
1972	東京都老人総合研究所心理精神医学部長	有吉佐和子『恍惚の人』発表、ベストセラーに	
1973	聖マリアンナ医科大学神経精神科教授		老人医療費無料化、福祉元年
1974	長谷川式簡易知能評価スケール公表		

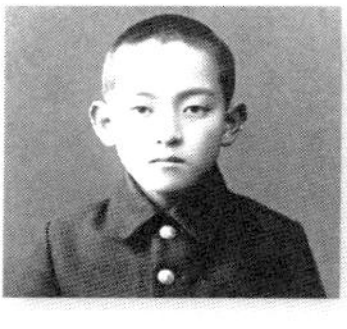

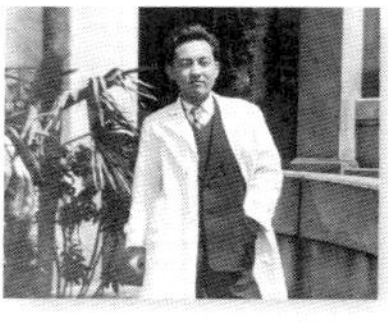

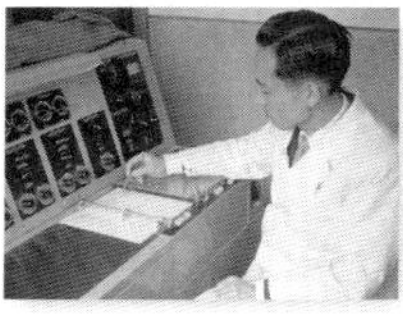

年表

1980		呆け老人をかかえる家族の会（現・認知症の人と家族の会）発足	
1983			老人保健法施行
1986		厚生省「痴呆性老人対策推進本部」設置	
1989	日本で開催の第4回国際老年精神医学会大会長	日本初の国際老年精神医学会を開催、アリセプト臨床試験開始	高齢者保健福祉推進10カ年戦略（ゴールドプラン）策定、消費税導入（税率3％）
1990			福祉関係八法改正
1991	改訂長谷川式簡易知能評価スケール公表		
1993	聖マリアンナ医大学長		
1994			新ゴールドプラン策定
1999	聖マリアンナ医大副理事長	アリセプトの保険適用、MCI（軽度認知障害）の概念を確立（ピーターセンら）	
2000	社会福祉法人浴風会高齢者痴呆介護研究・研修東京センター（現・認知症介護研究・研修東京センター）長		介護保険法施行、成年後見制度施行
2002	聖マリアンナ医大理事長		
2004	国際アルツハイマー病協会第20回国際会議京都組織委員長、痴呆から認知症へ呼称変更した厚生労働省の検討会の委員	国際アルツハイマー病協会が京都で国際会議開催、痴呆から認知症へ用語変更	

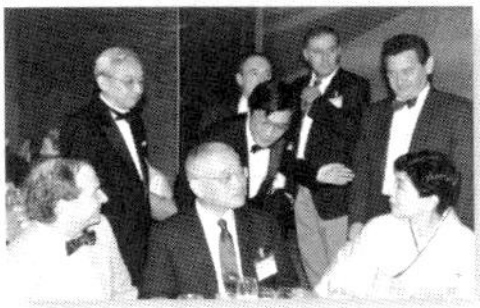
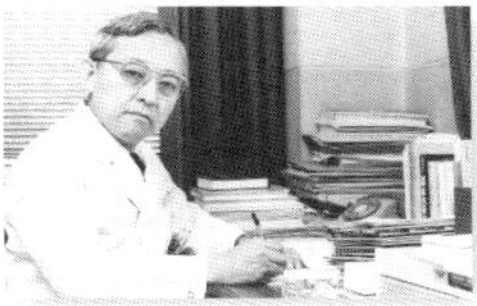
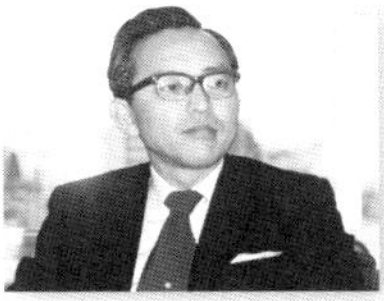

年	人生	認知症	日本社会
2005	叙勲（瑞宝中綬章）		障害者自立支援法制定
2009	認知症介護研究・研修東京センター名誉センター長		
2013		認知症施策推進5か年計画「オレンジプラン」開始、G8認知症サミットがロンドンで開催	
2015		政府が新オレンジプラン策定	
2017	認知症と公表		
2019		政府が認知症施策推進大綱策定、自民、公明両党が認知症基本法案提出	

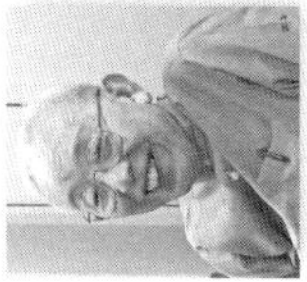

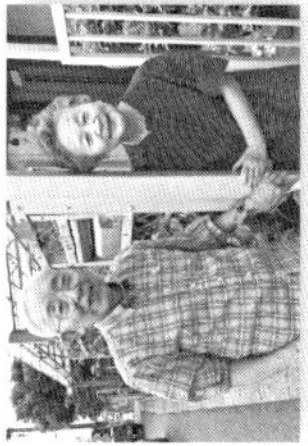

長谷川和夫（はせがわ・かずお）
1929年愛知県生まれ。53年、東京慈恵会医科大学卒業。74年、診断の物差しとなる「長谷川式簡易知能評価スケール」を公表（改訂版は91年公表）。89年、日本で初の国際老年精神医学会を開催。2004年、「痴呆」から「認知症」に用語を変更した厚生労働省の検討会の委員。「パーソン・センタード・ケア（その人中心のケア）」を普及し、認知症医療だけでなくケアの第一人者としても知られる。現在、認知症介護研究・研修東京センター名誉センター長、聖マリアンナ医科大学名誉教授。認知症を描いた絵本『だいじょうぶだよ――ぼくのおばあちゃん――』（ぱーそん書房）の作者でもある。

猪熊律子（いのくま・りつこ）
読売新聞東京本社編集委員。1985年4月、読売新聞社入社。2014年9月、社会保障部長、17年9月、編集委員。専門は社会保障。98～99年、フルブライト奨学生兼読売新聞社海外留学生としてアメリカに留学。スタンフォード大学のジャーナリスト向けプログラム「John S. Knight Journalism Fellowships at Stanford」修了。早稲田大学大学院法学研究科修士課程修了。著書に、『 #社会保障、はじめました。』（SCICUS）、『社会保障のグランドデザイン―記者の眼でとらえた「生活保障」構築への新たな視点』（中央法規出版）などがある。

装丁：坂川朱音（朱猫堂）
表紙撮影：鈴木竜三（読売新聞社）

本書は、『読売新聞』に掲載された長谷川和夫氏の連載「時代の証言者 ボク、認知症」（2018年8月11日～9月12日）を基に大幅に再構成・加筆したうえで、まとめたものである。

ボクはやっと認知症《にんちしょう》のことがわかった
自《みずか》らも認知症《にんちしょう》になった専門医《せんもんい》が、日本人《にほんじん》に伝《つた》えたい遺言《ゆいごん》

2019年12月27日　初版発行
2020年 2 月25日　4 版発行

著者／長谷川和夫《はせがわかずお》　猪熊律子《いのくまりつこ》

発行者／川金 正法

発行／株式会社KADOKAWA
〒102-8177　東京都千代田区富士見2-13-3
電話 0570-002-301（ナビダイヤル）

印刷所／大日本印刷株式会社

DTP／有限会社エヴリ・シンク

ISBN 978-4-04-604499-0　C0047